Praxisleitlinien in Psychiatrie und Psychotherapie   Band 3

Behandlungsleitlinie **Demenz**

Herausgeber

Deutsche Gesellschaft für Psychiatrie,
Psychotherapie und Nervenheilkunde (DGPPN)

Redaktionelle Verantwortung Praxisleitlinien

Prof. Dr. med. W. Gaebel (Düsseldorf),
DGPPN-Referat Qualitätssicherung
Prof. Dr. med. P. Falkai (Bonn)

Konsensuspanel
Behandlungsleitlinie Demenz

Federführung

PD Dr. med. R. Ihl (Düsseldorf)
Prof. Dr. med. H. Förstl (München)
PD Dr. med. R. Frölich (Frankfurt)

Expertenkomitee

Prof. Dr. med. O. Bach (Dresden) [1]
PD Dr. med. M. Banger (Essen) [1]
Frau Dr. med. A. Barth-Stopik (Berlin) [1,3]
Prof. Dr. med. M. Berger (Freiburg) [1]
Dr. med. G. Carl (Kitzingen) [3]
Prof. Dr. med. P. Falkai (Bonn) [1]
Prof. Dr. med. H. Förstl (München)
PD Dr. med. L. Frölich (Frankfurt)
Prof. Dr. med. W. Gaebel (Düsseldorf) [1]
Prof. Dr. med. M. Gastpar (Essen) [1]
Prof. Dr. med. H.-J. Gertz (Leipzig)
Dr. med. H. Glock (Pfungstadt) [3]
PD Dr. med. H. Gutzmann (Berlin)
PD Dr. med. M. Haupt (Düsseldorf)
Prof. Dr. med. U. Helmchen (Berlin)
Prof. Dr. med. I. Heuser (Mannheim)
Prof. Dr. med. Dr. R. D. Hirsch (Bonn) [2]
Prof. Dr. med. S. Hoyer (Heidelberg)
PD Dr. med. R. Ihl (Düsseldorf)
Prof. Dr. med. S. Kanowski (Berlin)
Dr. med. R. Kortus (Saarbrücken) [2]
Dr. med. C. Kretschmar (Düsseldorf)
Prof. Dr. med. H. Lauter (München)
Dr. med. H. Lorenzen (Hamburg) [1]
Prof. Dr. med. H.-J. Möller (München)
Dr. med. N. Pörksen (Bielefeld) [1]
Prof. Dr. med. J. Schröder (Heidelberg)
PD Dr. med. G. Stoppe (Göttingen) [2]
Dr. med. C. Wächtler (Hamburg) [2]
PD Dr. med. M. Zaudig (Windach)
Dr. med. B. Zimmer (Wuppertal)

---

[1] Mitglied des Vorstandes der Deutschen Gesellschaft für Psychiatrie, Psychotherapie und Nervenheilkunde (DGPPN) zwischen 1997 und 1998
[2] Mitglied des Vorstands der Deutschen Gesellschaft für Gerontopsychiatrie und -psychotherapie (DGGPP)
[3] Mitglied des Vorstandes des Berufsverbandes Deutscher Nervenärzte (BVDN)

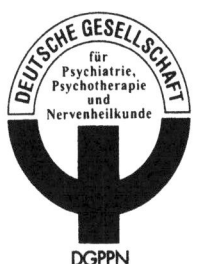

Deutsche Gesellschaft
für Psychiatrie,
Psychotherapie
und Nervenheilkunde
(Hrsg.)

Praxisleitlinien in Psychiatrie und Psychotherapie

Redaktion: W. Gaebel, P. Falkai

BAND 3
Behandlungsleitlinie
Demenz

In Abstimmung mit der Deutschen Gesellschaft für
Gerontopsychiatrie und -psychotherapie (DGGPP)
sowie dem Bundesverband Deutscher Nervenärzte (BVDN)

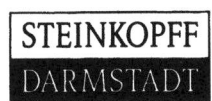
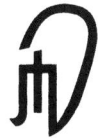

Deutsche Gesellschaft für Psychiatrie, Psychotherapie
und Nervenheilkunde – DGPPN

ISBN 978-3-7985-1194-1

Die Deutsche Bibliothek – CIP-Einheitsaufnahme
Deutsche Gesellschaft für Psychiatrie, Psychotherapie und Nervenheilkunde (Hrsg.): Praxisleitlinien in Psychiatrie und Psychotherapie; Band 3: Behandlungsleitlinie Demenz.
ISBN 978-3-7985-1194-1   ISBN 978-3-642-57734-5 (eBook)
DOI 10.1007/978-3-642-57734-5

Dieses Werk ist urheberrechtlich geschützt. Die dadurch begründeten Rechte, insbesondere die der Übersetzung, des Nachdrucks, des Vortrags, der Entnahme von Abbildungen und Tabellen, der Funksendung, der Mikroverfilmung oder der Vervielfältigung auf anderen Wegen und der Speicherung in Datenverarbeitungsanlagen, bleiben, auch bei nur auszugsweiser Verwertung, vorbehalten. Eine Vervielfältigung dieses Werkes oder von Teilen dieses Werkes ist auch im Einzelfall nur in den Grenzen der gesetzlichen Bestimmungen des Urheberrechtsgesetzes der Bundesrepublik Deutschland vom 9. September 1965 in der jeweils geltenden Fassung zulässig. Sie ist grundsätzlich vergütungspflichtig. Zuwiderhandlungen unterliegen den Strafbestimmungen des Urheberrechtsgesetzes.

© Springer-Verlag Berlin Heidelberg 2000
Ursprünglich erschienen bei Steinkopff-Verlag Darmstadt 2000

Die Wiedergabe von Gebrauchsnamen, Handelsnamen, Warenbezeichnungen usw. in diesem Werk berechtigt auch ohne besondere Kennzeichnung nicht zu der Annahme, daß solche Namen im Sinne der Warenzeichen- und Markenschutz-Gesetzgebung als frei zu betrachten wären und daher von jedermann benutzt werden dürften.

Produkthaftung: Für Angaben über Dosierungsanweisungen und Applikationsformen kann vom Verlag keine Gewähr übernommen werden. Derartige Angaben müssen vom jeweiligen Anwender im Einzelfall anhand anderer Literaturstellen auf ihre Richtigkeit überprüft werden.

Redaktion: S. Ibkendanz   Herstellung: K. Schwind
Umschlaggestaltung: E. Kirchner, Heidelberg
Satz: K+V Fotosatz, Beerfelden

SPIN 10952177   85/7231 - 5 4 3 - Gedruckt auf säurefreiem Papier

Vorwort

Seit dem Erscheinen des 1. Bandes (Behandlungsleitlinie Schizophrenie) der *Praxisleitlinien in Psychiatrie und Psychotherapie* 1998 hat sich die Diskussion über die Notwendigkeit und Qualität von Leitlinien intensiviert. Leitlinien orientieren sich am Referenzbereich diagnostischer und therapeutischer Evidenz; sie sollen den Arzt nicht binden, drücken aber doch eine gewisse Verbindlichkeit aus. Sie müssen dem jeweiligen Stand des Wissens angepaßt werden und sollten sich - in Anlehnung an § 70 SGB V - auf das Ausreichende und Zweckmäßige beschränken, das Notwendige nicht überschreiten und den Kosten/Nutzen-Aspekt nicht außer Acht lassen.

Es gehört zu den genuinen Aufgaben der medizinisch-wissenschaftlichen Fachgesellschaften, Leitlinien zu entwickeln und ihren Praxistransfer zu gewährleisten. Um die Vielzahl - zum Teil von verschiedenen Organisationen - entwickelter Leitlinien in ihrer Qualität zu sichern und zu optimieren, hat die Ärztliche Zentralstelle Qualitätssicherung (AZQ) eine Clearingstelle eingerichtet. Die entwickelte Checkliste zur Beurteilung von Leitlinien stellt das formale Bewertungsinstrument dar (AZQ 1998). Mit Hilfe dieser Bearbeitungskriterien, die auch von der Arbeitsgemeinschaft Wissenschaftlich Medizinischer Fachgesellschaften (AWMF) anerkannt werden, können die von den zuständigen Fachgesellschaften entwickelten Leitlinien für spezielle Krankheitsbilder und Behandlungsformen auch selbst evaluiert werden.

Die Deutsche Gesellschaft für Psychiatrie, Psychotherapie und Nervenheilkunde (DGPPN) arbeitet intensiv an der Entwicklung des konzeptuellen und instrumentellen Rüstzeugs für die Einführung qualitätssichernder Maßnahmen in Psychiatrie und Psychotherapie.

Das 1993 gegründete Referat „Qualitätssicherung" bereitet wesentlich die Entwicklung von Praxisleitlinien
- zur Diagnostik und Therapie spezifischer Erkrankungen
- zur Durchführung spezieller Behandlungsformen sowie
- zur Indikation verschiedener Behandlungssettings

vor.

Sie beruhen auf empirischer Evidenz und Expertenkonsens und sollen dem praktisch Tätigen dazu dienen, Diagnostik und Therapie nach den Regeln der Kunst zu gestalten.

Mit der Behandlungsleitlinie „Demenz" legt die DGPPN den 3. Band der Reihe *Praxisleitlinien in Psychiatrie und Psychotherapie* der Fachöffentlichkeit vor. Die Entwicklung von Leitlinien ist der erste Schritt, ihre Verbreitung, Implementierung und Evaluation sind weitere Schritte auf dem Weg zu einer Optimierung von Diagnostik und Therapie. Der vorliegenden Praxisleitlinie sei eine breite Resonanz beschieden, der in Gang gesetzte fachliche Diskurs sollte in geplanten künftigen Revisionen seinen Niederschlag finden.

Düsseldorf, Bonn im April 2000   W. Gaebel
                                    P. Falkai

Literatur

Bundesärztekammer, Kassenärztliche Bundesvereinigung: Beurteilungskriterien für Leitlinien in der medizinischen Versorgung. Dt Ärztebl 1997; 94: A-2154–2155, B-1622–1623, C-1754–1755

Inhaltsverzeichnis

Einleitung 1

A. Langversion der Behandlungsleitlinie Demenz

1.	Grundlagen	5
1.1.	Einleitung	5
1.2.	Epidemiologie	6
1.3.	Verlauf und Prognose	9
1.3.1.	Verlauf	9
1.3.2.	Prognose	10
1.4.	Ätiopathogenese	10
2.	**Diagnostik und Klassifikation**	12
2.1.	Begriffsklärung und Vorgehensweise ...	12
2.2.	Diagnostik	12
2.2.1	Anamnese, Fremdanamnese, körperlicher Befund	14
2.2.2	Laboruntersuchungen	15
2.2.3	Testpsychologische Untersuchung	16
2.2.4	Bildgebende Verfahren	18
2.2.4.1	Computertomographie und Magnetresonanztherapie	18
2.2.4.2	Elektroenzephalographie	19
2.2.4.3	Single-Photon-Emissions-Tomographie (SPECT) und Positronen-Emissions-Tomographie (PET)	20
2.2.4.4	Doppler- und Duplex-Untersuchung der hirnzuführenden Gefäßen	20

3.	Therapie	21
3.1.	Allgemeine Behandlungsprinzipien	21
3.2.	Behandlung nach Schweregradstufen	22
3.3.	Psychopharmakologische Behandlung	24
3.3.1	Behandlung mit Antidementiva	24
3.3.1.1	Unerwünschte Wirkungen	27
3.3.1.2	Besonderheiten	27
3.3.1.3	Differentialindikation	28
3.3.1.4	Behandlungsdauer	29
3.3.1.5	Therapiekontrolle	29
3.3.2	Andere Psychopharmaka	30
3.3.2.1	Einsatz von Psychopharmaka im Alter	30
3.3.2.2	Neuroleptika	32
3.3.2.3	Antidepressiva	33
3.3.2.4	Tranquilizer	33
3.3.2.5	Andere Substanzen	34
3.4	Umfeldstrukturierung: Ambulante Hilfen und institutionelle Versorgung	34
3.5	Psychosoziale Behandlung und Rehabilitation	36
3.5.1	Indikation und Wirksamkeit	36
3.5.2	Therapeutische Ansätze	37

B. Kurzversion der Behandlungsleitlinie

Leitlinie 1: Grundlagen 43

Leitlinie 2: Diagnostik nach ICD-10 43

Leitlinie 3: Differentialdiagnostik 44

Leitlinie 4: Zusatzuntersuchungen 45

Leitlinie 5: Allgemeine Therapieprinzipien 45

Leitlinie 6: Krankheitsschweregrad und Behandlungsziele 46

Leitlinie 7: Krankheitsphase
und Behandlungsinstitutionen 47

Leitlinie 8a: Schweregradabhängige
Pharmakotherapie 48

Leitlinie 8b: Nebenwirkungen
der Antidementiva 49

Leitlinie 8c: Einsatz der Antidementiva
und Erfolgskontrolle 49

Leitlinie 9: Schweregradabhängige
psychosoziale Behandlung
und Rehabilitation 50

C. Algorithmen der Behandlungsleitlinie Demenz

Algorithmus C1: Demenzdiagnostik nach ICD-10 . 53

Algorithmus C2.1: Diagnostik der Demenz 1 54

Algorithmus C2.2: Diagnostik der Demenz 2 55

Algorithmus C3.1: Medikamentöse Behandlung
der Demenz mit Antidementiva 56

Algorithmus C3.2: Behandlung der Demenz –
Psychologisch fundierte Therapie 57

Algorithmus C3.3: Behandlung der Demenz –
Soziale und pflegerische
Maßnahmen 58

Literaturverzeichnis 59

Einleitung

Praxisleitlinien zur Diagnostik und Behandlung von Patienten mit Demenz liegen u. a.
- von der American Association for Geriatric Psychiatry in Zusammenarbeit mit der Alzheimer's Association und der American Geriatrics Society (Small et al., 1997),
- von der American Academy of Neurology (Corey-Bloom et al., 1995),
- vom Berufsverband der Allgemeinärzte Deutschlands (1999),
- von der Arzneimittelkommission der Deutschen Ärzteschaft (1997) und
- vom Alzheimer Forum Schweiz (1999) vor.[1]

Die Initiative zur Entwicklung von Leitlinien ging von der AWMF aus, die auch den formalen Rahmen als Basis der Leitlinien zur Verfügung stellte (AWMF, 1995). Bei der Entwicklung der vorliegenden Leitlinien wurden durch das Referat Qualitätssicherung Experten zur Entwicklung eines ersten Entwurfes eingesetzt. Der Entwurf wurde einer größeren Expertengruppe unter Einschluß des Vorstands der DGGPP und des Referats Gerontopsychiatrie vorgelegt und überarbeitet. Auf dem Kongreß der DGPPN 1996 in Düsseldorf wurde die überarbeitete Version in einer ad hoc anberaumten Konsensuskonferenz intensiv beraten. Hieraus entstanden weitere revidierte Fassungen, die von dem eingangs be-

---

[1] In allen publizierten und so auch in der vorliegenden Leitlinie nimmt die häufigste Demenz, die Alzheimerkrankheit, eine besondere Stellung ein. Soweit sich das Procedere bei anderen Demenzen von dem Vorgehen bei der Alzheimerkrankheit unterscheidet, wird das in den Leitlinien kenntlich gemacht.

nannten Expertenpanel, dem Vorstand der DGPPN, dem Referat Gerontopsychiatrie und dem Vorstand der DGGPP erneut überarbeitet wurden. Die vorliegende Version stellt das Ergebnis dieser Überarbeitungen dar, die schließlich vom Vorstand der DGPPN verabschiedet wurde.

Die Behandlungsleitlinie gliedert sich in vier Abschnitte. Die Langversion (Teil A) stellt ausführlicher Grundlagen, Diagnostik und Klassifikation sowie Behandlung dar. In der Kurzversion (Teil B) werden die Kernaussagen der Langversion der Leitlinien zusammengeführt. Anschließend finden sich sogenannte Algorithmen (Teil C), in denen einige wesentliche diagnostisch-therapeutische Entscheidungsschritte graphisch dargestellt werden. Den Abschluß (Teil D) bildet eine Zusammenstellung empfohlener Literatur zur Vertiefung.

Auch die Praxisleitlinie Demenz stellt keine rigide Behandlungsrichtlinie dar. Sie soll vielmehr dem praktisch therapeutisch Tätigen einen Überblick des gesicherten Wissens im Expertenkonsens und eine Entscheidungshilfe im klinischen Alltag bieten. Die vorliegenden Leitlinien sind sicherlich nur ein erster Kompromiß zwischen den verschiedenen Positionen, die durch die Beteiligten eingebracht wurden. Ihre Praxisnähe und Brauchbarkeit muß sich erst erweisen. Selbstverständlich müssen solche Leitlinien auch in regelmäßigen Abständen den Fortschritten der wissenschaftlichen Erkenntnisse angepaßt werden. Rückmeldungen aus Praxis und Wissenschaft könnten den Wert dieser Leitlinien steigern. Insofern soll sie auch die Behandlungsdiskussion fördern und auf eine rationale Basis stellen.

Danksagung: Diese erste Entwicklung von Leitlinien wurde von konstruktiven Stellungnahmen einer großen Anzahl niedergelassener, klinisch und wissenschaftlich tätiger Kollegen begleitet, ohne die eine konsensfähige Leitlinie nicht hätte entwickelt werden können. Ihnen allen sei hier für Ihr besonderes Engagement gedankt.

A. Langversion der Behandlungsleitlinie Demenz

1 Grundlagen

1.1 Einleitung

Die **Demenz** gehört zu den organischen psychischen Störungen. Das Erscheinungsbild der Krankheit ist geprägt von seit mindestens 6 Monaten bestehenden Gedächtnis- und Orientierungsstörungen, sowie Störungen weiterer kognitiver und nichtkognitiver Funktionen. Bei den weiteren kognitiven Störungen sind vor allem die Beeinträchtigung des Denk- und Urteilsvermögens sowie der Aufnahme und Umsetzung neuer Informationen zu nennen, bei den nichtkognitiven Störungen depressive und paranoide Symptome sowie Verhaltensauffälligkeiten. Störungen von Affektkontrolle, Antrieb und Sozialverhalten manifestieren sich in emotionaler Labilität, Reizbarkeit, Apathie oder Vergröberung des Sozialverhaltens. Die Wachheit ist unbeeinträchtigt.

Eine Reihe von Erkrankungen kann zu einer Demenz führen. Für die häufigste Demenzform wurden bisher synonym die Begriffe Alzheimerkrankheit, Demenz vom Alzheimer Typ, senile Demenz, präsenile Demenz, Alzheimer Demenz, Demenz bei Alzheimer Krankheit gebraucht. Nach dem Sprachgebrauch der ICD-10 empfiehlt sich die Verwendung des Begriffes **Alzheimerkrankheit**. Das hier beschriebene diagnostische Vorgehen (Algorithmus C1) richtet sich nach der ICD-10 und wissenschaftlich anerkannten Kriterien (National Institute of Neurological and Communicative Disorders and Stroke und der Alzheimer's Disease and Related Disorders Association NINCDS/ADRDA – Kriterien, McKhann et al., 1984). Erhebliche interindividuelle Unterschiede in Verlauf und Symptomatik sowie neurobiologische Befunde machen es wahrscheinlich, daß sich unter der Alzheimerkrankheit eine ätiologisch heterogene Gruppe von Störungen mit multifaktorieller Genese verbirgt.

Zweithäufigste Ursache eines dementiellen Syndroms ist die **vaskuläre Demenz** (Synonym: Demenz vom vaskulären Typ). Der synonym verwendete Diagnosebegriff Multi-Infarkt-Demenz, MID, sollte nicht mehr verwendet werden, da die nahegelegte pathophysiologische Beziehung nicht gesichert ist. Treten beide Erkrankungen zusammen auf, soll nicht „Mischtyp" diagnostiziert, sondern beide Diagnosen benannt werden (Roman et al., 1993) oder gemäß ICD-10 F00.2 verschlüsselt werden.

Neben diesen beiden Krankheiten sind eine Vielzahl seltenerer Demenzformen beschrieben, die zu unterscheiden sind in irreversibel verlaufende Demenzen, wie Frontallappendegenerationen, M. Creutzfeldt-Jakob oder Lewy-Körperchen-Demenz und in potentiell reversibel verlaufende Demenzen, wie den Normaldruckhydrozephalus oder die hypothyreosebedingte Demenz.

1.2 Epidemiologie

Aussagen zur Epidemiologie der Demenzen beruhen auf eher groben Schätzungen. Die Daten zu Prävalenz und Inzidenz der Demenz sind z. B. von der Art und Weise, wie die Diagnose Demenz gesichert wird, abhängig. Im ungünstigsten Fall kann ein Faktor 10 zwischen der niedrigsten und höchsten Schätzung liegen.

Prävalenz: Die Prävalenz für Demenzen wird je nach eingeschlossenem Schweregrad mit 8–13% der Bevölkerung über 65 Jahre angegeben. Für die Alzheimerkrankheit kann von den in Tabelle 1 aufgeführten Häufigkeiten ausgegangen werden (**Punkt**prävalenz = zu einem bestimmten Zeitpunkt in einer bestimmten Bevölkerung als krank angetroffene Personen). Die **Lebenszeitprävalenz**, d. h. das Risiko, bis zu einem bestimmten Alter an einer Demenz erkrankt zu sein, beträgt bis zum Alter von 80 Jahren weniger als 10%, bis zum Alter von 90 Jahren 40% und bis zum Alter von 100 Jahren 80%.

1 Grundlagen

Tabelle 1. Prognose zur Häufigkeit von Alzheimerkranken in Deutschland

Jahr	2000	2010
Bevölkerung	81,1 Mio.	78,8 Mio.
Älter als 65 J.	23,6%	25,9%
Alzheimerkrankheit	1,5 Mio.	1,6 Mio.

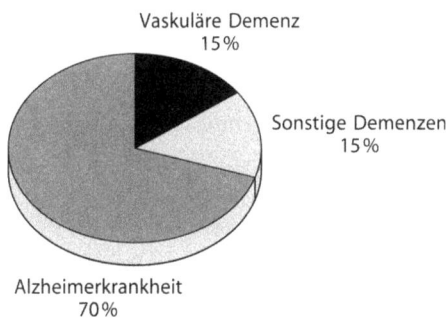

Abb. 1. Ätiologie der Demenzen. Dargestellt ist der Anteil unterschiedlicher Ursachen der Demenz

Die Verteilung unterschiedlicher Demenzursachen läßt sich aus Abb. 1 entnehmen.

Inzidenz: Die **Jahresinzidenzrate**, d. h. die Anzahl der Ersterkrankungen bezogen auf 1000 Einwohner im Bezugsalter, nimmt mit dem Alter zu (Tabelle 2).

Vorkommen: Demenzen kommen in allen bisher untersuchten Ländern, Kulturen und Klimazonen vor.

Tabelle 2. Jahresinzidenzrate der Alzheimerkrankheit nach Altersgruppen

Altersgruppe	65–69	70–74	75–79	80–84	85–89	>90
Jahresinzidenzrate	0,4	0,7	1,5	6	7,5	11

Krankheitsbeginn: Die Alzheimerkrankheit beginnt meist im Alter von über 65 Jahren, kann aber bereits in der 5. Lebensdekade auftreten, äußerst selten auch früher. Eine Trennung nach frühem oder spätem Krankheitseintritt (vor bzw. mit 65 Jahren und später) wurde gelegentlich vorgenommen. Unterschiede in Symptomatik und Verlauf sind aber nicht gesichert.

Sozioökonomischer Status: Das Auftreten von Demenzen ist nach derzeitigem Untersuchungsstand nicht vom sozioökonomischen Status abhängig.

Risikofaktoren: Folgende Risikofaktoren der Alzheimerkrankheit sind gesichert:
- Alter
- Genetische Faktoren (z. B. Apolipoprotein E4)
- Down Syndrom

Die Risikofaktoren vaskulärer Demenzen entsprechen den Risikofaktoren anderer vaskulärer Erkrankungen. Es sind vorwiegend Hypertonie, Hypercholesterinämie, Nikotinabusus, Diabetes mellitus und Übergewicht.

Mortalität: Die Alzheimerkrankheit führt im Mittel zwischen 5 und 8 Jahren bei einer Spannweite von 1 bis 20 Jahren zum Tode.

Behandlungsprävalenz: In gerontopsychiatrischen Kliniken und Abteilungen findet sich ein Prozentsatz von etwa 50% Patienten mit Demenz. In Altenheimen werden 40%, in Altenpflegeheimen 60% und mehr der Bewohner mit Demenzen angetroffen. Während zu Beginn der Erkrankung der größte Teil der Patienten extramural leben kann, wird eine institutionelle Behandlung und Versorgung bei fortgeschrittenem Schweregrad und augeprägten Verhaltensstörungen oft notwendig.

Kosten: Demenzen sind für nahezu 50% aller Fälle von schwerer Pflegebedürftigkeit die Hauptursache. Die Alzheimerkrankheit ist die häufigste Ursache für Pflegebedürftigkeit im Alter. Die ansteigende Lebenserwartung läßt eine Zunahme der ohnehin schon großen Anzahl von pflegebedürftig Kranken erwarten. Den hohen volkswirtschaftlichen Kosten der institutionellen Pflege stehen dabei relativ geringe Kosten für Versorgung und medizinische Behandlung in der Ambulanz gegenüber. Die Institutionalisierung hinauszögernde Behandlungsmaßnahmen in der Ambulanz (gesichert für medikamentöse Therapie) sind daher vorrangig durchzuführen.

1.3 Verlauf und Prognose

1.3.1 Verlauf

Der Verlauf der Alzheimerkrankheit ist langsam progredient. Unspezifische Prodromalsymptome wie Apathie, Depressivität und Schwindel gehen der Krankheit oft voraus. Das Erscheinungsbild kann stark variieren. Als erstes Krankheitszeichen treten nur bei 50% der Patienten Gedächtnis- und Orientierungsstörungen auf. Daneben finden sich Patienten mit Sprachstörungen, wie Wortfindungsstörungen, andere mit niedergeschlagener Grundstimmung und Patienten, die primär unter Unruhe und Unsicherheit leiden. Zu Beginn der Erkrankung ist die Fassade der Erkrankten meist noch erhalten. Ein Überspielen der Symptomatik, oft mit einer Affektnivellierung verbunden, findet sich häufig. Zu jedem Verlaufszeitpunkt können Plateauphasen unterschiedlicher Dauer auftreten. Die Symptome des Beginns werden meist durch Unruhe und zusätzliches Auftreten von paranoider und halluzinatorischer Symptomatik (ca. 40% der Erkrankten) ausgeweitet. Die fortgeschrittene Erkrankung ist durch den Verlust der intellektuellen Fähigkeiten wie der Sprache, durch Inkontinenz von Blase und Darm und häufig Bettlägerigkeit gekennzeichnet.

Bei vaskulären Demenzen ist meist von einem stufenförmigen Verlauf auszugehen. Vaskulären Ereignissen folgt eine nicht vollständige Erholung bis zum nächsten Ereignis.

1.3.2 Prognose

Auch unter Einsatz aller Behandlungsmöglichkeiten kann derzeit lediglich eine Verlaufsverzögerung, im Sinne eines um ca. ein Jahr verzögerten Voranschreitens kognitiver Symptome und einer Minderung nichtkognitiver Symptome, erreicht werden. Eine darüberhinausgehende Verzögerung des durchschnittlichen Zeitpunkts der Heimeinweisung ist ersten Studien zufolge möglich. Auch der Eintritt der Schwerstpflegebedürftigkeit kann hinausgezögert werden.

1.4 Ätiopathogenese

Als ätiopathogenetisches Korrelat der Alzheimerkrankheit werden Amyloidablagerungen in verschiedenen Strukturen des Gehirns angesehen (Plaques, Tangles, Alzheimerfibrillen, kongophile Angiopathie). In biochemischen Untersuchungen konnte primär ein Azetylcholinmangel aber auch ein Mangel anderer Neurotransmitter gesichert werden. Die Ursache der Veränderungen ist bisher nicht geklärt. Drei Hypothesen werden derzeit diskutiert: die molekulargenetische, die Glukosestoffwechsel- und die immunologische Hypothese.

Für verschiedene chromosomale Mutationen wurde ein Zusammenhang mit der Entwicklung einer Alzheimerkrankheit beschrieben (Mutationen auf den Chromosom 1 – Präsenilin 2, Chromosom 14 – Präsenilin 1, Chromosom 21 – Amyloid-Präkursor-Protein). Alle Mutationen zusammen sind aber nur für einen kleinen Anteil der Demenzen von wenigen Prozent verantwortlich. Auf Chromosom 19 wurde mit dem Apolipoprotein E in der Allelausprägung E4 ein Risikofaktor für die Alzheimerkrankheit identifiziert. Es wird derzeit davon ausgegangen, daß das Risiko, an einer Alzheimerkrankheit zu erkranken, bei Trägern des APO-E4-Allels invers altersabhängig erhöht ist, wobei jüngere Alterskohorten ein höheres relatives Risiko tragen. Bei Kohorten älter als 80 Jahre liegt das relative Risiko zwischen 2,0 und 3,0, in jüngeren deutlich höher.

Veränderungen von Produkten des Glukosestoffwechsels legen für die Alzheimerkrankheit eine Störung des Glukosehaushalts nahe. Die Ursache der Störung wurde noch nicht gefunden.

Verschiedene Befunde zur Alzheimerkrankheit weisen auf eine immunologische Störung hin. Auch hier wurde der Hintergrund der Befunde noch nicht geklärt.

Die vaskulären Demenzen sind eine heterogene Krankheitsgruppe, bei welcher Hinweise auf eine relevante vaskuläre Ursache bestehen.

Die ätiopathologische Klärung seltenerer Demenzformen ist noch nicht hinreichend weit fortgeschritten, um wissenschaftlich hinreichend fundierte Aussagen zuzulassen.

2 Diagnostik und Klassifikation

2.1 Begriffsklärung und Vorgehensweise

Die diagnostischen Bemühungen zielen darauf ab, den Verdacht auf ein dementielles Syndrom zu verifizieren und eine mögliche Ursache der Demenz zu benennen. Der Umfang der Diagnostik wird durch die Suche nach behandelbaren Ursachen eines dementiellen Syndroms bestimmt, z. B. Systemerkrankung, entzündliche ZNS-Erkrankung, Depression oder zerebraler Tumor. Darüber hinaus sollten funktionelle Beeinträchtigungen, die auf die Demenz zurückzuführen sind, und erhaltene Fähigkeiten beschrieben werden.

2.2 Diagnostik

In der psychopathologischen Untersuchung finden sich als Hinweis auf eine **Demenz** (syn. Dementielles Syndrom) eine Beeinträchtigung des Kurz- und Langzeitgedächtnisses sowie des abstrakten Denkens, des Urteilsvermögens, anderer höherer kortikaler Funktionen wie Aphasie, Apraxie oder Agnosie oder Persönlichkeitsveränderungen, die zu einer Beeinträchtigung des alltäglichen Lebens führen (Kriterium G1 nach ICD-10). Eine Abnahme der kognitiven Leistungsfähigkeit ist damit unabdingbare Voraussetzung der Diagnose. Entgegen früherer Auffassung muß der Verlauf einer Demenz nicht durchgängig progredient sein. Die Diagnose läßt sich auch mit einem gleichbleibenden Befund oder Reversibilität der Symptomatik vereinbaren, wenn sie vorübergehend im Verlauf auftreten. Der ICD-10 fordert als weitere Kriterien für das Vorliegen einer **Demenz**,

- Fehlen einer Bewußtseinstrübung (Kriterium G2)
- eine Verminderung der Affektkontrolle, sowie eine Störung des Antriebs- oder des Sozialverhaltens (Kriterium G3)
- eine Dauer von mehr als 6 Monaten (Kriterium G4).

Für die Alzheimerkrankheit ist zu fordern, daß es in der Anamnese, bei der körperlichen Untersuchung oder aufgrund spezieller Untersuchungen keinen Hinweis auf eine andere Demenz, auf eine Systemerkrankung oder Alkohol- oder Substanzmißbrauch gibt (ICD 10).

Die Diagnose „Vaskuläre Demenz" kann gestellt werden, wenn folgende Kriterien erfüllt sind:
1) eine Demenz,
2) vaskuläre Läsionen des Gehirns, die mit bildgebenden Verfahren objektiviert wurden und
3) ein durch Anamnese bzw. Fremdanamnese zu belegender zeitlicher Zusammenhang zwischen Demenz und vaskulären Läsionen (Roman et al., 1993).

Klinische Kurzbeurteilungsskalen (z.B. Hachinski-Score, Hachinski et al., 1975) können Hinweise auf eine vaskuläre Genese einer Demenz liefern, sind aber zur Diagnostik weder notwendig noch hinreichend. Zur internistischen Therapie der vaskulären Risiko-

Tabelle 3. Zur **Erstdiagnostik der Demenz obligate Untersuchungen** (s. Algorithmus C2.1). Soweit die Untersuchungen in der allgemeinärztlichen Praxis nicht durchgeführt werden können, ist eine fachärztliche Mitbehandlung bzw. Ergänzung anzustreben.

- Anamnese
- Fremdanamnese
- Körperliche Untersuchung
- Neurologische Untersuchung
- Psychopathologischer Befund
- Testpsychologische Untersuchung
- Laborparameter
- Elektrokardiogramm
- Elektroenzephalogramm
- Kraniales Computertomogramm

faktoren sei auf die internistischen Qualitätssicherungsleitlinien verwiesen.

Wird im psychopathologischen Befund erstmals eine Demenz deutlich, müssen weitere Untersuchungen durchgeführt werden. Die in Tabelle 3 dargestellten Untersuchungsbestandteile sind unabhängig von ambulanter oder klinischer Behandlung bei der **Erstdiagnostik der Demenz obligat.**

2.2.1 Anamnese, Fremdanamnese, körperlicher Befund

Die **Anamnese (obligat)** sollte Ernährungsgewohnheiten (Dehydratation, Vitaminmangelzustände), Alkohol- und Nikotinkonsum, erfolgte Bluttransfusionen sowie die Art der Progredienz der Symptome im bisherigen Verlauf der Erkrankung als Hinweis auf mögliche kausale Faktoren eines Demenzsyndroms erheben. Für die Alzheimerkrankheit sprechen eine progressive Verschlechterung in z. B. folgenden kognitiven Funktionen: Sprache (Aphasie), motorischen Fähigkeiten (Apraxie) und Wahrnehmung (Agnosie) sowie eine Beeinträchtigung der täglichen Aktivitäten, Verhaltensänderungen und Präzedenzfälle in der Familie, insbesondere, wenn sie neuropathologisch bestätigt sind. Mit einer Alzheimerkrankheit vereinbar sind Plateaus ohne Progression im Krankheitsverlauf sowie folgende Begleitsymptome: Depressionen, Schlaflosigkeit, Inkontinenz, Wahnvorstellungen, Halluzinationen, plötzliche verbale, emotionale und physische Ausbrüche, sexuelle Störungen und Gewichtsverlust. Gegen eine Alzheimerkrankheit sprechen ein plötzliches, infarktartiges Auftreten, fokale neurologische Zeichen wie Hemiparese, Empfindungsstörungen, Einschränkungen des Gesichtsfeldes sowie Koordinationsstörungen, Gangstörungen und Krampfanfälle im Anfangsstadium der Erkrankung. Zur psychopathologischen Abgrenzung von kognitiven Störungen bei depressiven Störungen bieten sich folgende Kriterien an, die eher für eine Depression sprechen: affektive Vorerkrankungen, relativ plötzlicher Beginn, Dauer weniger als 6 Monate, keine Orientierungsstörungen im Alltagsleben und subjektive Klagen über kognitive Einbußen ausgeprägter als objektivierbare Beschwerden. Für die vaskuläre Demenz muß durch die Anamnese ein Zusammenhang zwischen zerebrovaskulärer Erkrankung, definiert durch fokale neurologische Zeichen (z. B. Hemiparese, Fazialisschwäche, Babinski-Zeichen, sensorische Störungen, Hemianopsie, Dysarthrie), die auf einen Infarkt hinweisen, Hinweise auf eine zerebrovaskuläre Erkrankung in Computertomogramm oder Magnetresonanztomographie und der Demenz hergestellt werden können. Als Nachweis gelten: ein Beginn der Demenz binnen 3 Monaten nach einem wahrgenommenen Infarkt, abrupt einsetzende Störungen kognitiver Funktionen oder fluktuierende, schrittweise Verschlechterung kognitiver Funktionen.

Die **Fremdanamnese (obligat)** muß sich überprüfend den gleichen Inhalten widmen.

Der **körperliche Befund (obligat)** ist bei der Alzheimerkrankheit zu Beginn unauffällig. Die komplette internistische und neurologische Untersuchung (s. Leitlinien Innere Medizin und Neurologie) konzentriert sich daher auf andere mögliche Ursachen einer Demenz. Die Risikofaktoren und Befunde (s. o.) der vaskulären Demenz werden so sicher erfaßt. Neurologische Störungen wie motorische Beeinträchtigungen, Myoklonien, Gangstörungen, erhöhter Muskeltonus und zerebrale Anfälle treten bei der Alzheimerkrankheit erst in fortgeschrittenen Stadien auf.

2.2.2 Laboruntersuchungen

Im Rahmen der Ausschlußdiagnostik müssen Laboruntersuchungen vorgenommen werden. Die **obligatorischen Untersuchungen** sind in Tabelle 4 zusammengefaßt. Je nach klinischem Bild oder anamnestischen Informationen kann es erforderlich werden, weitere Parameter zu bestimmen (**fakultative Untersuchungen:** z. B. Luesserologie, Borrelientiter, HIV-Test, Untersuchung auf toxische Substanzen wie Blei, Kupfer, Quecksilber, Benzol, Toluol u. a., Drogenscreening z. B. auf Benzodiazepine). Bei diagnostisch unklaren Bildern vor allem bei Verdacht auf eine ZNS-Infektion, rasch progredientem Verlauf der Demenz,

Tabelle 4. Obligate Laboruntersuchungen zur Sicherung der Diagnose Alzheimerkrankheit. Die aufgeführten Parameter liefern Hinweise auf mögliche Ursachen der Demenz (s. Algorithmus C2.1).

- Blutbild, Differentialblutbild, Blutsenkung
- Elektrolyte (Natrium, Kalium, Kalzium, Chlorid, Magnesium)
- Leberparameter (GPT, γGT)
- Nierenparameter (Kreatinin, Harnstoff-N)
- Glukose
- Schilddrüsenparameter (zumindest TSH)
- Vitamin B12, Folsäure

ungewöhnlicher Symptomkonstellation, metastasierendem Tumorleiden, Beginn der Demenz vor dem 55. Lebensjahr oder Immunsuppression ist eine **Liquordiagnostik** anzuraten.

2.2.3 Testpsychologische Untersuchung

Auf dem derzeitigen Kenntnisstand ist der Einsatz von Tests zu Diagnostik, Schweregradbestimmung und Verlaufskontrolle **obligat**. Tests tragen dazu bei, den Verdacht auf eine Demenz zu verifizieren. Einer der Tests zur Früherkennung (s. Tabelle 5) ist daher für diesen Zweck einzusetzen. Der Schweregrad ist mittels der Reisbergskalen (GDS alternativ BCRS oder FAST) oder vergleichbarer validierter Verfahren zu ermitteln. Aus der Kenntnis des Schweregrads können Entscheidungen zur Therapie abgeleitet werden (s. Tabelle 7). Das Ausfallmuster der Störungen läßt sich ebenfalls mit Tests bestimmen **(fakultativ)**. Es kann auch richtungsweisend für Art und Umfang der Therapie sein. Darüber hinaus können Tests differentialdiagnostische Hinweise geben, z. B. auf eine depressive Störung **(fakultativ)**. Therapieeffekte wie Erfolge medikamentöser oder psychologisch fundierter Therapien sind **obligat** durch testpsychologische Verfahren zur Verlaufsmessung (Tabelle 5) in dreimonatigem Abstand zu überprüfen. Hierbei ist neben einem Test zur Erfassung kognitiver Symptome (ADAS-kognitiver Teil, MMST, SKT, ZVT s. Tabelle 5) auch ein

Tabelle 5. Psychometrische Tests zur Diagnostik, Schweregradbestimmung und Verlaufsmessung von Demenzen

Indikation	Tests	Durchführungs-dauer	Einsetzbarkeit bei Schweregrad
Früherkennung	CERAD (Morris et al., 1988)	30 min	allen
	SIDAM (Zaudig et al., 1991)	30 min	allen
	TFDD (Ihl et al., 2000)	5 min	allen
Schweregradbeurteilung	GDS, BCRS, FAST (Reisberg, 1988 a, b, c, Ihl und Frölich, 1991)	5 min	allen
Verlaufsbeurteilung	ADAS-Kog. (Mohs et al., 1983, Rosen et al., 1984, Ihl und Weyer, 1993)	30–45 min	allen
	B-ADL (Lehfeld et al., 1997)	10 min	allen
	MMST (Folstein et al., 1975, Keßler et al., 1990)	10 min	mittel
	Nosger (Spiegel et al., 1991)	15 min	allen
	SKT (Erzigkeit 1989 a, b, 1991)	15 min	leicht bis mittel
	ZVT aus dem NAI (Oswald und Fleischmann, 1986)	10 min	leicht bis mittel

(CERAD = Consortium to Establish a Registry for Alzheimer's Disease; SIDAM = Strukturiertes Interview zu Diagnostik der Demenz vom Alzheimer Typ; TFDD = Test zur Früherkennung der Demenz mit Depressionsabgrenzung; GDS = Global Deterioration Scale; BCRS = Brief Cognitive Rating Scale; FAST = Functional Assessment Staging; ADAS-kog = Alzheimer Disease Assessment Scale – kognitiver Teil; B-ADL = Bayer – Activities of Daily Living; MMST = Mini-Mental-Status-Test; NOSGER = Nurses Observation Scale for Geriatrics Patients; SKT = Syndrom-Kurz-Test; ZVT = Zahlen-Verbindungs-Test; NAI = Nürnberger Alters-Inventar). Bei GDS, BCRS, FAST, B-ADL und NOSGER beruht der Testwert auf Beobachtungen des Beurteilers.

Test zur Verhaltensmessung, bevorzugt durch einen zweiten Untersucher (Angehörige, Pflegende), einzusetzen (ADAS nichtkognitiver Teil, B-ADL, NOSGER). Tests, mit Ausnahme von B-ADL und NOSGER, sollten nur von Personen durchgeführt werden, die in der Anwendung psychometrischer Verfahren geschult wurden. Tests und Indikationen sind in Tabelle 5 dargestellt.

2.2.4 Bildgebende Verfahren

Die Untersuchung mit bildgebenden Verfahren ist ein notwendiger Bestandteil der Demenzdiagnostik. Sie dient in erster Linie dem Nachweis spezifischer, z. T. auch behandelbarer Krankheiten wie intrakranieller Raumforderungen oder des Normaldruckhydrozephalus, die bis zu 10% der Demenzen verursachen, und in zweiter Linie der Feststellung typischer morphologischer Veränderungen bei einzelnen Demenzformen (z. B. vaskuläre Demenz).

2.2.4.1 Computertomographie und Magnetresonanztomographie

Diagnosestellung: Die Durchführung einer **kraniellen Computertomographie** ist bei Verdacht auf das Vorliegen einer Demenz **obligat**.

Differentialdiagnose: Von besonderer Bedeutung bei der Alzheimerkrankheit ist die Darstellung des Mediotemporalbereichs, der meist eine Hippokampusatrophie zeigt. Obwohl statistisch eine signifikante Korrelation zwischen dem Ausmaß der Hippokampusatrophie und der globalen Hirnatrophie einerseits und den kognitiven Defiziten andererseits besteht, kann auch ein morphologischer Normalbefund mit der Diagnose einer Alzheimerkrankheit vereinbar sein. Auch bei der Alzheimerkrankheit können schwerwiegende Marklagerveränderungen auftreten („Leukoaraiose"). Kein einzelner Befund kann als diagnostisch richtungsweisend für die Alzheimerkrankheit angesehen werden.

Der neuroradiologische Nachweis vaskulärer Hirnveränderungen wie multipler Infarkte im Versorgungsgebiet großer Hirnarterien oder eines einzelnen Infarkts an strategisch wichtiger Stelle (z. B. Gyrus angularis, Thalamus, basales Vorderhirn, Gebiete der Arteria cerebralis posterior oder Arteria cerebralis anterior) oder mehr als 2 Lakunen im Bereich der Basalganglien und „white matter lesions" oder ausgeprägter periventrikulärer Läsionen oder einer Kombination obiger Befunde, ist für die Diagnose einer vaskulären Demenz unerläßlich.

Differentialdiagnostisch wichtige Befunde sind:
- noch normale altersbedingte Veränderungen,
- Hirninfarkt- und Blutungsresiduen als morphologische Korrelate einer vaskulären Demenz
- intrakranielle Raumforderungen (Blutungen, Neoplasien, Abszesse)
- Normaldruckhydrozephalus
- Herpes simplex Enzephalitis mit Temporallappenveränderungen.

Verlaufsuntersuchung: Der Nachweis einer Hirnatrophie anhand einer Einzeluntersuchung ist kein ausreichender Anhaltspunkt, um den Verdacht auf eine beginnende Demenz auszusprechen. Der wichtigste Hinweis auf das Vorliegen einer Alzheimerkrankheit in der strukturellen Bildgebung ist der Nachweis einer progredienten Hirnatrophie anhand einer Verlaufsuntersuchung nach etwa 12 Monaten. Eine Verlaufsuntersuchung ist **obligat**, wenn zusätzliche Ereignisse im Verlauf auftreten (erhebliche Veränderung der Symptomatik, Hinweise auf ischämische Ereignisse etc.). Auch ohne zusätzliche anamnestische Hinweise ist eine einmalige Verlaufsuntersuchung nach 12 Monaten zur Diagnosesicherung anzuraten (**fakultativ**).

Magnetresonanztomographie (fakultativ): Die Magnetresonanztomographie weist bei der Untersuchung von Veränderungen in Marklager, Stammganglien und Hirnstamm eine höhere Empfindlichkeit auf. Der Vorteil wird teilweise mit dem Nachteil einer geringeren Spezifität erkauft.

2.2.4.2 Elektroenzephalographie

Im Papier-EEG (**obligat**) ist eine Verlangsamung der klassische Befund bei der Demenz. Sie zeigt sich in einer Abnahme der Aktivität in den schnellen Frequenzen alpha und beta und in einer Zunahme in den langsamen Frequenzen delta und theta. In der computerisierten EEG-Topographie (CET) finden sich darüber hinaus schweregradabhängige topographische Veränderungen im

Sinne von vermehrtem frontalen delta, einer alpha-Anteriorisierung und des Verlustes der beta-Zentrierung. Das EEG trägt bei entsprechender Befundkonstellation, u.a. durch triphasische Wellen bei M. Creutzfeldt-Jakob oder mit einem unauffälligen Befund bei depressiver Störung, zur Diagnostik bei.

2.2.4.3 Single-Photon-Emissions-Tomographie (SPECT) und Positronen-Emissions-Tomographie (PET)

Beide Untersuchungen können bei entsprechender Befundkonstellation (z.B. bitemporoparietalen Veränderungen bei der Alzheimerkrankheit) zur Frühdiagnostik beitragen (**fakultativ**).

2.2.4.4 Doppler- und Duplex-Untersuchung der hirnzuführenden Gefäße

Bei Verdacht auf eine vaskuläre Demenz sollte eine Dopplersonographie und ggf. Duplex-Sonographie der hirnzuführenden Gefäße zum Ausschluß hämodynamisch relevanter Stenosen durchgeführt werden.

3 Therapie

3.1 Allgemeine Behandlungsprinzipien

Behandlungsziel: Ziel jeder medizinischen Behandlung ist entweder die Beseitigung der Ursachen einer Erkrankung, z. B. durch Antibiotika bei Infektionen, eine Verbesserung der Symptomatik, z. B. Antiparkinsonmittel bei der Parkinsonschen Erkrankung, eine Lebensverlängerung (palliativ) oder Progressionsminderung, z. B. Interferon bei MS oder Chemotherapeutika bei Carcinom. Bei der Alzheimerkrankheit und bei der vaskulären Demenz lassen die derzeitigen Behandlungsmöglichkeiten nach anfänglicher symptomatischer Besserung im kognitiven und nichtkognitiven Bereich lediglich eine Verlangsamung des Fortschreitens der Erkrankung um etwa 1 Jahr zu.

Zum Erreichen dieses Therapieziels können Medikamente, psychosoziale und umfeldstrukturierende Maßnahmen beitragen. Eine herausragende Stellung nimmt dabei die Einbindung und Information der primären Pflegepersonen ein, da sie durch die Krankheit emotional häufig noch stärker belastet werden als die Kranken selbst. Die Zielsetzung erfordert eine am gesicherten Kenntnisstand orientierte, möglichst wenig restriktive Therapie im Rahmen einer empathisch-humanen, kooperativen und rationalen Therapeut-Patienten-Beziehung. Sie findet ihre Grenze dort, wo Krankheitseinsicht dauerhaft beeinträchtigt ist und der Patient auf der Grundlage der bestehenden Rechtsvorschriften gegen seinen Willen behandelt werden muß. Bei fehlender Krankheitseinsicht und **Selbst- und Fremdgefährdung** muß gegebenenfalls auf Maßnahmen nach den länderspezifischen Unterbringungsgesetzen (PsychKG) zurückgegriffen oder von der Einrichtung einer Betreuung Gebrauch gemacht werden. Bereits ab einem mittlerem Erkrankungsstadium muß bei Demenzkranken von der Notwendigkeit eines rechtlichen Vertreters (Betreuers oder anderer rechtlicher Regelungen wie Vollmachten) ausgegangen werden.

Eine **Prävention** degenerativer Demenzen ist bisher nicht bekannt. Nach der Diagnostik ist ein **Gesamtbehandlungsplan obligat**. Er muß biologisch-somatische, psychologisch-psychotherapeutische und soziotherapeutisch-rehabilitative Aspekte individuell und umfeldspezifisch abgestimmt einbeziehen. Gemeinsam ist allen Interventionen, daß sie nach Beendigung der Anwendung ihre Wirksamkeit verlieren. Die Maßnahmen müssen daher schweregradabhängig gezielt, kontinuierlich und koordiniert eingesetzt werden.

Aufgrund des chronisch progredienten Krankheitsverlaufs mit wechselnden Behandlungsbedürfnissen ist ein vernetztes Arbeiten der verschiedenen Behandlungsinstitutionen mit ihren unterschiedlichen Angeboten erforderlich, um eine optimale therapeutische und pflegerische Versorgung der Kranken zu sichern.

Internistische Basistherapie: Grundsätzlich und insbesondere bei vaskulären Demenzen ist eine internistische Begleittherapie von ausschlaggebender Bedeutung. Dazu gehört die optimale medikamentöse Einstellung von Herzinsuffizienz, Herzrhythmusstörungen, Hypertonie oder Diabetes mellitus. Ungenügend therapierte internistische Grunderkrankungen können das Zustandsbild bei jeder Demenz verschlechtern oder komplizieren.

Schweregradabhängige Behandlung: Der langsam progrediente Verlauf der degenerativen Demenzen erfordert ein schweregradspezifisches Vorgehen.

3.2 Behandlung nach Schweregradstufen

Für den deutschen Sprachraum liegt ein validiertes psychometrisches Instrument zur Einschätzung des Schweregrades vor, die

Tabelle 6. Schweregradeinteilung (SG) der Demenz nach der Global Deterioration Scale (GDS) mit typischen Symptomen.

SG	Symptomatik
1	Unauffällig. **Keine Beschwerden**
2	Subjektive Beschwerden über Vergeßlichkeit, Verlegen von Gegenständen, Wortfindungsschwierigkeiten, Schwierigkeiten genausoschnell zu lesen oder zu verstehen wie früher. Es gibt **keine objektivierbaren Auffälligkeiten**.
3	**Erste objektivierbare Beeinträchtigungen.** Vergißt gelegentlich den Wochentag, was es zum Mittagessen gab oder welches Buch gerade gelesen wurde. Einige „weiße Flecken" in der persönlichen Vorgeschichte. Verwirrung, wenn mehr als eine Sache gleichzeitig zu erledigen ist. Wiederholtes Fragen. Gelegentlich Verstimmung und um die eigene Gesundheit besorgtes Nachfragen. Die Defizite zeigen sich **auch in psychometrischen Tests**.
4	**Mäßige Beeinträchtigungen.** Schwierigkeiten, den eigenen Lebenslauf zu erinnern, Gesprächen zu folgen, bei einfachen Haushaltstätigkeiten außer An- und Ausschalten, bei Bankgeschäften oder dem Kauf von Briefmarken. Probleme, Bekannte am Telefon wiederzuerkennen. Die Schwierigkeiten spiegeln sich **in allen psychometrischen Tests** wider.
5	**Mittelschwere Beeinträchtigungen.** Kennt die eigene Adresse und wesentliche Inhalte seines Lebenslaufes nicht mehr. Unsicher zu Tag, Monat und Jahr sowie zum herrschenden Wetter. Schlafstörungen. Wahnvorstellungen wie: es wurde mir etwas weggenommen.
6	**Schwere Beeinträchtigungen.** Unsicher zu Zeit, Aufenthaltsort und eigenem Namen. Häufig wird der Name des Lebenspartners nicht mehr erinnert. Geringe Kenntnisse aktueller Ereignisse. Hilfe beim Waschen, Baden und Anziehen nötig. Blasen- und Darminkontinenz. Beim Besteck kann nur noch der Löffel adäquat verwendet werden. Tag-Nacht-Umkehr. Zielloses Umherlaufen. Verbale oder physische Aggressivität.
7	**Sehr schwere Beeinträchtigungen.** Sprache auf 1 bis zwei Worte reduziert. Häufig Bettlägrigkeit. Keine Vorstellung vom eigenen Namen. Unfähig, von 1 bis 10 zu zählen. Durchgängig Hilfe erforderlich. Zum Ende nicht mehr in der Lage, den Kopf zu heben. Ernährung nur noch i.v. oder über Katheter möglich.

Reisbergskalen (s. 2.2.3). Die Einstufung läßt eine Zuordnung von Schwergraden und Behandlungsmaßnahmen zu (Sclan and Kanowski, submitted). Die Alzheimerkrankheit läßt sich nach Reisberg in 7 Schweregrade unterteilen. 1 bedeutet dabei einen unauffälligen Befund, 7 die schwerste Ausprägung der Demenz.

Tabelle 7. Therapeutische Maßnahmen in Abhängigkeit vom Schweregrad (SG) der Demenz.

SG	Psychopharmakologische Behandlung	Psychosoziale Interventionen	Arztbesuche	Ambulante Hilfen	Institutionelle Versorgung
1	Nicht erforderlich	Erhalten der Fähigkeiten mittels kognitiver und körperlicher Aktivierung.	Vorsorgeuntersuchungen und selbsttätig aufsuchend.	Gegebenenfalls im Rahmen anderer Erkrankungen erforderlich.	Gegebenenfalls im Rahmen anderer Erkrankungen erforderlich.
2	Auf Wunsch des Patienten	Wie 1. Bei Bedarf, Vorstellung zu individuellen Beratung in einer Gedächtnissprechstunde	Wie 1, zur Abklärung der kognitiven Beschwerden psychometrische Tests (CERAD, SIDAM, TFDD)	Wie 1.	Wie 1.
3	Antidementiva. Bei Bedarf Antidepressiva.	Selbsthilfegruppe für Angehörige und Patienten, sonst wie 1. Training zur Aktivierung. Ergotherapie.	Routine bis auf Medikationssupervision und psychometrische Tests wie 2 bzw. zur Verlaufskontrolle (ADAS-kog, B-ADL, NOSGER, SKT, ZVT)	Die meisten Pflegenotwendigkeiten können in der Familie geregelt werden. Unterstützung durch Physiotherapie und gegebenenfalls „Essen auf Rädern". Pflegeplanung.	Wie 1. Gegebenenfalls Anbindung an eine Tagesstätte mit aktivierenden und physiotherapeutischen Übungen. Ergotherapie.
4	Wie 3. Aufstellen eines Behandlungs-, Pflege- und Versorgungsplanes	Wie 3, zusätzlich Verhaltenstherapie zur Erhaltung noch vorhandener Fähigkeiten. Shaping, prompting, fading (Verhaltensformung, Hilfestellung, Ausblenden der Hilfestellung)	Verlaufsmessung mit psychometrischen Tests alle 6–12 Monate. Sonst wie 1.	Ambulante Dienste (z. B. Pflege, Physiotherapie und „Essen auf Rädern") meist erforderlich. Häufig Beaufsichtigung und Hilfe erforderlich.	Tagespflege oder Altentagesstätte meist erforderlich. Fortführung Physio- und Ergotherapie sowie aktivierender Übungen. Tagesklinik.

SG	Psychopharmakologische Behandlung	Psychosoziale Interventionen	Arztbesuche	Ambulante Hilfen	Institutionelle Versorgung
5	3 fortführen. Antidepressiva und Antipsychotika bei nichtkognitiven Störungen	Wie 4 plus chaining (Verhaltenskettung). Operantes und klassisches Konditionieren.	Wie 4.	4 ständig erforderlich.	Wie 4. Häufig lassen sich Heimeinweisung oder Klinikaufenthalt durch Komorbidität und nichtkognitive Störungen nicht umgehen.
6	Wie 5.	Wie 5. Ggf. Kontinenzmanagement	Wie 4.	Rund-um-die-Uhr Betreuung durch ambulante Dienste und Angehörige, soweit ambulante Versorgung so sicherzustellen.	Nicht mehr in der Lage, alleine zuhause zu leben. Bei Voranschreiten befinden sich die meisten Patienten in Heimen.
7	Der Nutzen von Antidementiva ist nicht untersucht. Ggf. Antidepressiva und Antipsychotika.	Nur anfangs zeigen psychosoziale Therapien hier noch Wirkungen. Selbsthilfegruppen. Professionelle Angehörigenhilfe.	Besuche bei Bedarf.	Bei häuslicher Pflege Inanspruchnahme von Fachpflege.	Alle Aktivitäten des Lebens müssen durch Pflegepersonal unterstützt werden.

Eine Beschreibung der Schweregrade mit Beispielen zur zugeordneten Symptomatik findet sich in Tabelle 6.

Aus dem Schweregrad lassen sich nach Sclan and Kanowski spezifische therapeutische Maßnahmen ableiten (Tabelle 7). Die therapeutischen Maßnahmen sind nachfolgend dargestellt.

3.3 Psychopharmakologische Behandlung

Bei der psychopharmakologischen Behandlung sind Antidementiva und, in Abhängigkeit von der Symptomatik, Antidepressiva, Neuroleptika und weitere Substanzen erforderlich. Nachfolgend werden die Antidementivabehandlung sowie Besonderheiten bei dem Einsatz anderer Psychopharmaka bei Demenzen angesprochen.

3.3.1 Behandlung mit Antidementiva

Sowohl die Alzheimerkrankheit als auch die vaskuläre Demenz sind eine Indikation für den Einsatz von Antidementiva. Die neueren Studien können gerade für die Alzheimerkrankheit klar die Wirksamkeit belegen. Ein einheitlicher Wirkungsmechanismus für Antidementiva konnte bislang nicht identifiziert werden. Als klassische Vertreter der Antidementiva gelten Dihydroergotoxin, Gingko biloba, Nicergolin, Pyritinol oder Piracetam (s. Tabelle 8). Einflüsse auf den Energiestoffwechsel, Transmitterstoffwechsel sowie neuronale Reparationsphänomene werden angenommen. Auch Substanzen mit einer klar formulierten Wirkhypothese wie Nimodipin als Kalziumantagonist oder Donepezil, Rivastigmin und Takrin als Azetylcholinesterasehemmer werden den Antidementiva zugeordnet. Memantine dürfte zu den Substanzen gehören, die eine den zugelassenen Antidementiva vergleichbare Wirksamkeit haben. Hinweise auf eine präventive oder therapeutische Wirksamkeit von Vitamin E und anderen Radikalfängern, Östrogenen und entzündungshemmenden Substanzen sind derzeit noch nicht hinreichend empirisch abgesichert.

Tabelle 8. Die vom Bundesinstitut für Arzneimittel und Medizinprodukte (BfArM) im Rahmen der Aufbereitung positiv monographierten und nach dem Arzneimittelgesetz zugelassenen Antidementiva ergänzt um die neu zugelassenen Cholinesterasehemmer.

Substanz	Tagesdosis (oral)
Chemisch definierte Wirkstoffe	
Dihydroergotoxin	4–8 mg
Donepezil	5–10 mg
Nicergolin	30–60 mg
Nimodipin	90 mg
Piracetam	2,4–4,8 g
Pyritinol	600–800 mg
Rivastigmin	1,5–12 mg
Takrin	80–160 mg
Phytotherapeutikum	
Ginkgo Biloba Trockenextrakt (1:50)	120–240 mg

3.3.1.1 Unerwünschte Wirkungen

Die unerwünschten Wirkungen der Antidementiva sind als Leitlinie 8b (S. 49) zusammengestellt. Eine Überprüfung der Angaben auf Aktualität vor Verordnung anhand der aktuellen Fachinformation ist unabdingbar. Die Nebenwirkungen sind als wesentliches Auswahlkriterium vor Antidementivagabe obligat zu berücksichtigen.

3.3.1.2 Besonderheiten

Eine besondere Stellung nehmen die neuen Cholinesterasehemmer ein. Sie versuchen, das Azetylcholindefizit bei der Alzheimerkrankheit auszugleichen. Drei Substanzen befinden sich derzeit im Handel: Takrin, Donepezil und Rivastigmin. Takrin kann zu Leberwerterhöhungen führen und darf daher nur unter Auflagen verordnet werden (s. aktuelle Gebrauchsinformation). Langzeitschäden sind bisher nicht bekannt geworden. Donepezil und Rivastigmin zeigen eine geringere Nebenwirkungsrate. Donepezil bietet die Möglichkeit der Einmalgabe, Rivastigmin erlaubt eine differenzierte Dosierung. Die in mehreren Zulassungsuntersuchungen beschriebenen positiven Effekte auf Symptomatik und Verlauf sind in ihrer Größenordnung vergleichbar. Zu den klassischen Antidementiva, für die die neueren Zulassungskriterien noch nicht galten, liegt lediglich zu Ginkgo biloba eine Studie vor, die nach den neuen Kriterien durchgeführt wurde und vergleichbare positive Effekte sichern konnte. Die Unterschiede in der Verbesserung in kognitiven Testparametern in den neueren Untersuchungen lassen keinen Schluß auf eine prinzipielle Überlegenheit einer Substanz zu.

3.3.1.3 Differentialindikation

Eine Differentialindikation für die verschiedenen Antidementiva ist derzeit außerhalb von Nutzen/Risiko Abwägungen nicht begründbar. Es sind keinerlei Prädiktoren verfügbar, auf deren Basis sich entscheiden ließe, ob die eine oder andere Substanz für einen bestimmten Patienten oder bei einer bestimmten Ätiologie besonders wirksam oder unwirksam ist. Dies gilt insbesondere für die beiden häufigsten dementiellen Erkrankungen, für die Alzheimerkrankheit und die vaskuläre Demenz. In der Therapie der Alzheimerkrankheit kommt den Azetylcholinesterase-Hemmstoffen Donepezil, Rivastigmin und Takrin wegen ihrer Wirkung auf das relativ spezifische cholinerge Transmitterdefizit bei dieser Erkrankung und die konsistente Datenlage von klinischen Studien mit den drei unterschiedlichen Substanzen, die über den gleichen Mechanismus wirken, eine gewisse Ausnahmestellung zu. Es ist aber nicht möglich, aus der aufgeführten Liste der vom Bundesinstitut für Arzneimittel und Medizinprodukte positiv monographierten oder zugelassenen Antidementiva (Tabelle 8) das eine oder andere als das „wirksamste" zu empfehlen. Zum einen liegen die Gruppendifferenzen zwischen Verum und Placebo für die meisten Substanzen übereinstimmend nur bei rund 20% zugunsten von Verum und zum anderen sind Vergleichsuntersuchungen verschiedener Antidementiva bisher nur sehr vereinzelt durchgeführt worden. Daraus ergibt sich, daß Nebenwirkungsaspekte bei der Substanzauswahl die wichtigste Rolle spielen (z. B. hypotensive Wirkungen von Dihydroergotoxin und Nimodipin).

3.3.1.4 Behandlungsdauer

Die Behandlungsdauer mit Antidementiva soll bei Ersteinstellung, falls Nebenwirkungen nicht zum Absetzen zwingen, mindestens 6 Monate (Algorithmus C3.1) betragen. Danach muß mit dem Patienten bzw. mit seinen Angehörigen oder gegebenenfalls mit dem Pflegepersonal eine sorgfältige Analyse der Entwicklung der kognitiven Defizite und des Alltagsverhaltens während dieses Zeitraumes vorgenommen werden. Zeigen sich nach diesem Zeitraum für den Arzt, Patienten oder Betreuungspersonen deutlich erkennbare Verschlechterungen, sollte eine Therapieumstellung erfolgen, d. h. bei Verbesserung und Gleichbleiben der Symptomatik ist die Therapie fortzuführen.

Untersuchungen zur Wirksamkeit von Antidementiva bei Kombination unterschiedlicher Wirkmechanismen liegen nicht vor. Wird aber von einer Wirksamkeit von Substanzen mit unterschiedlichen Wirkmechanismen ausgegangen, läßt sich zumindest eine Plausibilität für die Hypothese einer Wirkungssteigerung durch Kombination finden. In Anbetracht der infausten Prognose läßt sich hieraus auch die Basis für eine Kombinationstherapie ableiten.

3.3.1.5 Therapiekontrolle

Zur Therapiekontrolle sollten Testverfahren herangezogen werden (z. B. ADAS-Kog, B-ADL, MMST, NOSGER, SKT, ZVT s. Abschnitt 2.2.3), jedoch sollte sich eine Aussage zum Therapieerfolg nicht auf eine einzelne verbesserte oder verschlechterte Testleistungen stützen, sondern auf alle verfügbaren Informationen, einschließlich der Fremdbeurteilung durch Angehörige, und damit auf den klinischen Gesamteindruck.

3.3.2 Andere Psychopharmaka

3.3.2.1 Einsatz von Psychopharmaka im Alter

Der Einsatz von Psychopharmaka im Alter erfordert auch die Beachtung einiger altersassoziierter Veränderungen in der Pharmakokinetik, dem Transmitterstoffwechsel sowie in der Nebenwirkungsrate.

Pharmakokinetisch ist die Absorption der Substanzen aus dem Darm vermindert, andererseits wird aber durch einen verminderten First-pass-effect eine erhöhte Bioverfügbarkeit, eine erhöhte Plasmakonzentration und damit eine erhöhte Nebenwirkungsrate im Alter beobachtet. Das Plasmaalbumin ist vermindert. Dadurch entsteht eine erhöhte Verfügbarkeit albuminbindender Substanzen. Auch die Nierenfunktion, d.h. die glomeruläre Filtrationsrate und die tubuläre Funktion sind gemindert, wodurch sich erhöhte Plasmakonzentrationen unter den psychiatrisch relevanten Medikamenten vor allem für Lithium ergeben. Erhebliche Verlängerungen der Halbwertszeit finden sich für Benzodiazepine (z.B. für Diazepam von 35 auf über 100 Stunden).

Auch im Neurotransmitterhaushalt treten im Alter Veränderungen ein. Noradrenalin, Dopamin und Azetylcholin sind vermindert. Hieraus resultieren spezifische Veränderungen, die bei dem Einsatz von Neuroleptika von Bedeutung sind. So führt eine Verminderung des Neurotransmitters Dopamin zu einer erhöhten Reagibilität auf Neuroleptika und auch zu erhöhten extrapyramidalmotorischen Nebenwirkungen. Da im Alter aufgrund anderer Erkrankungen die Gehfähigkeit oft beeinträchtigt ist und es in der Folge zu einer erhöhten Sturzgefährdung kommt, sind die Konsequenzen einer Noradrenalinverminderung bedeutsam. Im Stand verringert sich dadurch die Blutdrucksteuerungsfähigkeit. Es kommt zu einer orthostatischen Hypotension. Schwindel und Stürze werden so noch wahrscheinlicher. Eine zweite im Alter relevante Neurotransmitterverminderung ist im Bereich des Azetylcholin festzustellen. Die Azetylcholinverminderung ist für Störungen von Gedächtnis, Orientierung und Aufmerksamkeit verantwortlich. Durch den Einsatz anticholinerger Neuroleptika können diese Gedächtnis- und Orientierungsstörungen ein Ausmaß annehmen, das einer medikamentös verursachten Pseudodemenz gleichkommt.

Neben den Veränderungen in der Pharmakokinetik und im Bereich der Neurotransmitter komplizieren weitere Umstände den Einsatz von Medikamenten im Alter. Nicht zuletzt durch die Multimorbidität älterer Menschen werden im Alter mehr Medikamente eingenommen. Neben den ärztlich verordneten Medikamenten sind dabei auch freiverkäufliche Präparate zu berücksichtigen. Die erhöhte Medikamenteneinnahme läßt nicht nur die Häufigkeit zu erwartender Nebenwirkungen ansteigen, sondern auch eine erhöhte Nebenwirkungsrate als Folge von Arzneimittelinteraktionen erwarten.

Die Behandlung mit Psychopharmaka bei Demenzen sollte wie in der Gerontopsychiatrie üblich mit niedriger Zieldosis langsam aufdosierend und zeitlich eng befristet durchgeführt werden. Einen Überblick über Substanzen bzw. Substanzgruppen und Anwendungsbereiche gibt Tabelle 9.

Tabelle 9. Substanzgruppen und Indikationen

	Neuroleptika	Antidepressiva	Tranquilizer	Carbamazepin
Wahnvorstellungen, Halluzinationen	+	–	–	–
Depressive Symptome	–	+	(+)	(+)
Agitation, Unruhe, Schlafstörungen	+	(+)	(+)	+

3.3.2.2 Neuroleptika

Neuroleptika sind bei paranoider, halluzinatorischer, aggressiver Symptomatik sowie bei psychomotorischer Unruhe und Störungen des Schlaf-Wach-Rhythmuses bei Demenzen angezeigt. Zu grundlegenden Eigenschaften, Wirkung und Nebenwirkung sei auf die Leilinien Schizophrenie und Psychopharmaka verwiesen. Hier soll auf einige Besonderheiten bei der Behandlung Demenzkranker hingewiesen werden.

Wegen des im Alter erhöhten erheblichen Risikos von irreversiblen Dyskinesien sollte die Notwendigkeit der Neuroleptikagabe immer wieder überprüft und die Behandlung keinesfalls länger fortgesetzt werden als zwingend notwendig. Bei einem bereits bekannten erhöhten Risiko extrapyramidalmotorischer Nebenwirkungen, bei bereits manifester entsprechender Symptomatik oder bei Parkinson-Symptomatik anderer Ätiologie ist der Einsatz von atypischen Neuroleptika wie Risperidon, Olanzapin oder Clozapin zu empfehlen. Bei Clozapin ist auf das Risiko der Agranulocytose durch Blutkontrolluntersuchungen nach vorgegebenem Schema und Kreislaufrisiken (niedrige Dosierung: Beginn mit höchstens 6,25 mg) zu achten.

Einige praktische Hinweise zum Umgang lassen sich aus den Vorgaben ableiten. Bei Patienten mit einem erhöhten Risiko anticholinerger Nebenwirkungen sind am ehesten hochpotente Neuroleptika in niedriger Dosierung einzusetzen (z.B. Haloperidol). Chlorpromazin sollte wegen des Risikos der Blutdrucksenkung im Alter vermieden werden. Sind ein Morbus Parkinson oder extrapyramidal-motorische Symptome als Reaktion auf andere Neuroleptika bekannt, empfiehlt sich ein Therapieversuch mit Olanzapin oder ggf. Clozapin (Risiken s.o.). Wenn neben oder unabhängig von der Indikationssymptomatik Schlafstörungen vorliegen, sollten sedierende Neuroleptika eingesetzt werden. Hier empfehlen sich z.B. Melperon, Pipamperon oder Perazin. Tiaprid eignet sich zur Behandlung von Aggressivität und Unruhe bei der Demenz.

3.3.2.3 Antidepressiva

Für die differentielle Indikationsstellung des Einsatzes von Antidepressiva spielen die Nebenwirkungsprofile bei älteren Patienten die entscheidende Rolle. Es sollte nicht von vornherein eine niedrigere Zieldosis angestrebt werden als bei jungen Patienten, jedoch soll mit niedrigeren Dosen langsam begonnen werden und die Dosissteigerung auch langsam erfolgen. Die antidepressive Wirkung kann sich bereits bei relativ niedrigen Dosen einstellen. Es gibt Hinweise darauf, daß anticholinerge Substanzen das kognitive Defizit bei der Alzheimerkrankheit verstärken. Trizyklische Antidepressiva sollten daher nur nach sorgfältiger Nutzen/Risiko-Abwägung (auch orthostatische Hypotension, verzögerte kardiale Überleitungszeiten, Überdosierungsrisiken) verordnet werden. Primär geeignet sind z.B. Serotonin-Wiederaufnahmehemmer (Cipramil, Fluoxetin, Paroxetin, Sertralin). Auf eine Zunahme der inneren und motorischen Unruhe ist zu achten. Sedierende Antidepressiva, bevorzugt ohne anticholinerges Potential, sind ebenfalls geeignet. Zu den geeigneten Substanzen gehören Trazodon und Nefazodon. Reversible Monaminoxidaseinhibitoren sind bei diesem Klientel gut untersucht und ergänzen das psychopharmakologische Spektrum in Richtung einer eher antriebsteigernden und antidepressiven Indikation.

3.3.2.4 Tranquilizer

Benzodiazepine (z.B. Oxazepam, Lorazepam) können zur Behandlung von Angst oder intermittierender Agitation eingesetzt werden, erscheinen bei Agitation aber weniger wirksam als Neuroleptika. Nebenwirkungen wie Sedierung, Ataxie, Amnesie, Konfusion und Enthemmung machen insbesondere den Einsatz von Benzodiazepinen mit längerer Halbwertszeit bei im Alter bereits erhöhter Halbwertszeit (s.o.) fraglich (z.B. Diazepam, Flurazepam, Chlordiazepoxid). Unter diesen Umständen sollte der Einsatz von Benzodiazepinen minimiert werden. Alternativ kann der Einsatz von Zaleplon, Zolpidem oder Zopiclon erwogen werden.

3.3.2.5 Andere Substanzen

Carbamazepin

Das Antiepileptikum Carbamazepin eignet sich auch zur Behandlung von Agitation, Unruhe und Aggressivität bei Demenz. Der Einsatz muß unter Kontrolluntersuchungen auf Nebenwirkungen (z. B. Agranulozytose, allergische Reaktionen, Enzyminduktion) erfolgen.

Clomethiazol, Valproinsäure

Da die Wirksamkeit dieser Substanzen bei der Demenz noch nicht systematisch untersucht wurde, sondern sich eher auf Fallberichte stützt, sollte ihr Einsatz nur bei Patienten erwogen werden, deren Symptomatik sich durch andere Substanzen nicht beherrschen ließ oder bei denen Nebenwirkungen den Einsatz anderer Substanzen unmöglich machten.

3.4 Umfeldstrukturierung: Ambulante Hilfen und institutionelle Versorgung

Der progrediente Verlauf der Demenzen bringt eine zunehmende Notwendigkeit von Unterstützung durch Dritte mit sich. In Abhängigkeit vom Schweregrad der Erkrankung und der sozialen Situation im Umfeld der Erkrankten (Vorhandensein pflegender Angehöriger) werden schon früh im Verlauf, anfangs ambulante später institutionelle, Hilfen als umfeldstrukturierende Maßnahmen erforderlich.

In Zusammenarbeit von Arzt und Betreuenden ist frühzeitig eine Organisation und Abstimmung aller weiteren notwendigen therapeutischen Maßnahmen im Sinne einer **„Therapie- und Pflegeplanung"** erforderlich. Der Plan sollte die therapeutischen Maßnahmen und die regional zugänglichen wie individuell erforderlichen Hilfen zusammenstellen und ihre Erreichbarkeit sichern. In der Arbeit mit Angehörigen lassen sich drei Bereiche voneinander abgrenzen. Der erste umfaßt die Information über

Demenzerkrankungen und das Erkennen und Quantifizieren der spezifischen Einschränkungen. Den zweiten Schwerpunkt bildet die Unterstützung der Angehörigen. Der dritte Komplex umfaßt die Beratung hinsichtlich der Konsequenzen der Erkrankung für die Beziehungen zu den Pflegenden. Ein verbesserter Umgang mit den Demenzkranken ist in der Konsequenz die Summe von Faktenwissen, vertieftem Verständnis sowie veränderter Wahrnehmungsformen und Einstellungen all derer, die täglich die Versorgung und Betreuung der Kranken leisten.

Die systematische Arbeit mit Angehörigen kann auch unmittelbar die Heimeinweisungsrate beeinflussen. In einer Untersuchung über einen 3-Jahreszeitraum mußten in der Behandlungsgruppe im Vergleich zur Kontrollgruppe nur halbsoviele Untersuchungspersonen in ein Heim eingewiesen werden. Ein Ergebnis, das durchaus mit dem Erfolg medikamentöser Maßnahmen gleichzusetzen sein kann.

Das Spektrum ambulanter Hilfen umfaßt u.a.
- ambulante Pflegedienste
- psychosoziale Dienste
- „Essen-auf-Rädern"
- Physiotherapie
- Trainingsangebote zum Umgang mit Kranken.

Eine Gruppe von teilstationären und anderen Einrichtungen kann eine vollständige institutionelle Versorgung hinauszögern:
- Altentagesstätten
- Tageskliniken
- Tagespflegeeinrichtungen
- betreute Wohnheime u.a.

Die Versorgung von Patienten mit schwerer und schwerster Demenz erfolgt in den meisten Fällen in institutionellen Einrichtungen wie
- Altenheim und
- Altenpflegeheim.

Wird eine Heimbetreuung erforderlich, ist darauf zu achten, daß die Heime auf die besonderen Bedürfnisse demenzkranker Menschen eingerichtet sind (z. B. gerontopsychiatrische Fachpflege und fachärztliche Betreuung) und in der Lage sind, die weitere Versorgung auch bei schwerster Pflegebedürftigkeit sicherzustellen, da weitere Umzüge den Zustand sehr häufig verschlechtern.

Auch wenn die Untersuchungen zur Wirksamkeit dieser therapeutischen Maßnahmen noch nicht den Standard der Wirksamkeitsprüfungen von medikamentösen Therapien erreichen (soweit Untersuchungen überhaupt durchgeführt wurden), rechtfertigt die Schwere der Krankheit und die mit den Maßnahmen verbundene Plausibilität ihren Einsatz. In Tabelle 7 ist dargestellt in welchem Stadium der Erkankung welche Behandlung angezeigt ist.

3.5 Psychosoziale Behandlung und Rehabilitation

3.5.1 Indikation und Wirksamkeit

Psychotherapeutisch fundierte Interventionen spielen bei Demenzen eine wichtige Rolle. Das Spektrum möglicher Interventionen umfaßt Verfahren, die auf das Individuum, Betreuende oder die Umfeldstruktur einwirken. Zwischen der Einwirkung auf Personen oder Strukturen gibt es breite Überlappungsbereiche im Sinne integrativer Ansätze. Klinische Studien zur Wirksamkeit nichtmedikamentöser Therapien, die mit denen zu Antidementiva vergleichbar wären, liegen nicht vor. Aus den vorliegenden Studien läßt sich aber eine mögliche Wirksamkeit ableiten. Insbesondere die klinische Erfahrung läßt ihren Einsatz gerade bei Verhaltenssymptomen aber wichtig erscheinen. Oft können so weitere Interventionen überflüssig werden. Mögliche therapeutische Interventionen sind mit dazu vorliegenden Untersuchungen nachfolgend aufgeführt und sollten bei Verfügbarkeit die Therapie der Demenz ergänzen.

3.5.2 Therapeutische Ansätze

Verhaltenstherapie: Verhaltenstherapeutische Methoden lassen einen stadienspezifischen Einsatz zu. Grundsätzlich ist das ganze Spektrum verhaltenstherapeutischer Methoden einsetzbar. Neben dem Abbau von störendem Sozialverhalten mittels verhaltenstherapeutischer Maßnahmen kann auch das Erreichen von größerer Selbständigkeit und die Rückgewinnung verlorengegangener Kompetenzen angegangen werden. Die Techniken der kognitiven Verhaltenstherapie bringen bei Alzheimer-Patienten mit depressiver Begleitsymptomatik therapeutische Erfolge. Angehörige sollten in solche Therapien bei dementen Patienten eingebunden werden; sie gelten als unverzichtbare Kotherapeuten, wenn die kognitive Einbuße des Patienten fortschreitet. Welche Interventionen bei welchem Schweregrad angezeigt sind, ist Tabelle 7 zu entnehmen.

Trainingsmaßnahmen (kognitives Training u.a.): Trainingsmaßnahmen können dazu dienen, das vorhandene Funktionsniveau der Kranken zu erhalten. Eine Auswirkung auf die Pathogenese der Demenz ist nicht zu erwarten. Sie können als unterstützende Aktivierungsmaßnahme angesehen werden. Je alltagsnäher eine Trainingsgruppe angelegt ist, desto wahrscheinlicher werden beim spielerischen Lernen gleichzeitig mehrere „Kanäle" (verbal, visuell, akustisch, haptisch, prozedural) benutzt und damit auch trainiert. Eine Überforderung mit nachfolgend mangelnder Compliance und Zunahme nichtkognitiver Störungen muß vermieden werden. Je mehr beim Training motorische Elemente wie Bewegung, Spazierengehen oder Tanzen angesprochen und geübt werden, desto eher ist ein Trainingserfolg zu erwarten. Ein Aussetzen des Trainings hat oft eine rapide Verschlechterung der Leistung zur Folge. Gedächtnistrainingsprogramme erfordern, je strukturierter und anspruchsvoller sie sind, ein desto größeres Engagement auf Seiten des Patienten. Aus diesem Grunde sind Interventionen, die die Motivation (z.B. durch Einbeziehung von Angehörigen des Patienten) erhöhen und die gleichzeitig Veränderungen in seinem Lebensraum mit einbeziehen, erfolgversprechender. Mit den gemachten Einschränkungen können Trainingsmaßnahmen Patienten schweregradangepaßt empfohlen werden.

Milieutherapie (Umfeldstrukturierung): Ein integratives Zusammenwirken aller Therapie- und Versorgungsbeteiligten zum konstanten und einfühlsamen Umgang mit den Kranken ist erforderlich. Bei der Gestaltung des Wohnumfeldes sollte auf krankheitsangepaßte Strukturen geachtet werden (z. B. Gedächtnisstützen im Wohnbereich) auch durch Ergo-, Kunst- und Musiktherapie können emotionale und kreative Bereiche ausgleichend beeinflußt werden. Unter Milieutherapie ist auch das therapeutische Basisverhalten (s. Tabelle 10) einzuordnen.

Unterstützungsmaßnahmen für Angehörige: Trainingsprogramme, die Angehörigen helfen, Probleme im Umgang mit den Kranken zu erkennen und zu bewältigen, sind zu empfehlen („Hilfe den Helfern"). Erste allerdings noch methodisch angreifbare Hinweise sprechen dafür, daß sich selbst über einen Zeitraum von 3 Jahren eine Verminderung der Heimeinweisungsrate erreichen läßt.

Andere psychosoziale Verfahren: Neben der Verhaltenstherapie sind einige weitere therapeutische Interventionen bekannt (s. Tabelle 10). Diese Interventionen konzentrieren sich auf Teilaspekte der klassischen Psychotherapie und passen diese Demenzkranken an. Eine Kurzcharakterisierung findet sich nachfolgend.

Unter der Bezeichnung **Realitätsorientierungstherapie (ROT)** werden zwei unterschiedliche Ansätze zusammengefaßt, die alternativ oder kombiniert eingesetzt werden können. Zum einen werden im Rahmen von Gruppenarbeit grundlegende, Personen, Zeit und Ort betreffende Informationen „wie in der Schule" stets aufs Neue wiederholt („Classroom ROT"). Das zweite Modell ist das „24-Stunden-Training", in dem bei jeder sich bietenden Gelegenheit den Patienten „Realitätsanker" geboten werden, sowohl im direkten Kontakt mit dem Personal wie auch als visuelle oder akustische Orientierungshilfen. Dieses Modell setzt eine intensive Schulung des gesamten Teams voraus. In der Realität der stationären Altenhilfe können im Rahmen des „ROT" eine Vielzahl

„realitätsorientierender" Interventionen durchgeführt werden, die von „life review"-Techniken, die also auch das „Vorher" einbeziehen, bis hin zum Training sensorischer Qualitäten reichen.

Als therapeutischer „Erinnerungsanker" bei der **Erinnerungstherapie** kann unterschiedlichstes biographisches Material dienen, beispielsweise Fotos, Zeitungsausschnitte und Tagebücher. Ziel ist die Erhöhung der Lebenszufriedenheit durch die Fokussierung auf positive Erinnerungen.

Die **Selbst-Erhaltungs-Therapie (SET)** ist diagnostisch spezifischer als die bisher genannten Verfahren. Sie zielt auf die Behandlung von Alzheimer-Patienten ab und kann als neuropsychologisches Trainingsverfahren aufgefaßt werden, das das längere Erhaltenbleiben der personalen Identität anstrebt. Das Selbst der Alzheimer-Kranken wird danach durch vier Prozesse gefährdet: (1) Verletzung der personalen Kontinuität, (2) Erlebnisarmut, (3) Veränderungen der Persönlichkeit und des Gefühlslebens und (4) Selbstwissensverlust. Die Therapie knüpft explizit an individuell weniger beeinträchtigte Kompetenzen an und ermöglicht so Erfolgserlebnisse.

Zu den Therapieverfahren, die sich bewußt und gezielt auf Emotionalität und Kreativität der dementen Patienten beziehen, zählen **Musik- und Kunsttherapie.** Hier sollen Patienten, denen kognitiv-verbale Wege der Kommunikation krankheitsbedingt immer weniger zur Verfügung stehen, Gelegenheit erhalten, in der Konfrontation mit präsentiertem Material oder auf dem Weg eigenen Gestaltens, Gefühle zu leben und wiederzuerleben. Es gibt darüber hinaus ebenfalls Belege für den Erfolg des gezielten Einsatzes musiktherapeutischer Interventionen bei umschriebenen Verhaltensauffälligkeiten im Verlauf dementieller Erkrankungen.

Da sich jeweils Hinweise auf eine mögliche Wirksamkeit finden lassen, können diese Verfahren zur Ergänzung verhaltenstherapeutischer Techniken hinzugezogen werden **(fakultativ),** auch wenn ihre Wirksamkeit wissenschaftlich noch nicht hinreichend gesichert ist.

Tabelle 10. Nichtmedikamentöse Interventionen bei Demenzen mit Kurzbeschreibungen des zentralen Inhalts der Methodik

Intervention	Zentrale Inhalte
Basisverhalten	Geduld, Dialog, Eindeutigkeit; „value of touch"
Realitäts Orientierungs Training (ROT)	„classroom" ROT; 24 h ROT.
Erinnerungs-Therapie (ET)	life review, Erinnerungsgruppen
Selbst-Erhaltungs-Therapie (SET)	Stützung erhaltener Funktionen
Kreative Therapien	Musik-, Kunst-, Tanztherapie
Ergotherapie	Beschäftigung mit sinnvollen Inhalten
Basale Stimulation	gezielte Substitution von Stimuli; Orientierungshilfen

Rehabilitation: Der progrediente Verlauf der Erkrankung limitiert die Möglichkeiten der Rehabilitation. Jedoch ergibt sich in diesem Bereich die Möglichkeit, die verschiedenen therapeutischen Konzepte integrativ zu initialisieren bzw. eine bessere Abstimmung zwischen einzelnen Elementen zu erreichen.

B. Kurzversion der Behandlungsleitlinie Demenz

Leitlinie 1: Grundlagen

- Punktprävalenz 8–13% der Bevölkerung über 65 Jahre in Deutschland, Lebenszeitprävalenz: bis 80. Lebensjahr <10%, bis 90. Lebensjahr 40% bis 100. Lebensjahr 80%. Jahresinzidenz 0,4–11%
- Risikofaktoren: Alter, APO-E-Status, Down-Syndrom. Erstmanifestation Alzheimer: bis 60 Jahre 1%, bis 80 Jahre 20%, bis 90 Jahre 40% des Vergleichsjahrganges erkrankt. Bei ca. 50% Beginn mit Gedächtnisstörungen, sonst Orientierungs-, Sprach- und emotionale Störungen
Erstmanifestation vaskuläre Demenz selten vor dem 50. Lebensjahr. Zunehmende Erkrankungshäufigkeit mit zunehmendem Alter
- Verlauf Alzheimer: schleichend beginnend langsam progredient
- Verlauf vaskuläre Demenz: abrupt beginnend mit leichter nachfolgender Besserung, die aber nicht wieder zum Ausgangsniveau führt, bis zum nächsten vaskulären Ereignis
- Prognose: letal für alle Patienten im Mittel nach 5–8 Jahren (Spannweite 1–20 Jahre)
- Ätiopathogenese: Genetische Hypothese, Glukosestoffwechselhypothese, Immunologische Hypothese

Leitlinie 2: Diagnostik nach ICD-10

Erforderlich für die Diagnose einer **Demenz**
- Beeinträchtigung des Kurz- und Langzeitgedächtnisses sowie des abstrakten Denkens, des Urteilsvermögens, anderer höherer kortikaler Funktionen wie Aphasie, Apraxie oder Agnosie oder Persönlichkeitsveränderungen, die zu einer Beeinträchtigung des alltäglichen Lebens führen (Kriterium G1 nach ICD-10)
- Fehlen einer Bewußtseinstrübung (Kriterium G2)
- eine Verminderung der Affektkontrolle, sowie eine Störung des Antriebs- oder des Sozialverhaltens (Kriterium G3)

– eine Dauer von mehr als 6 Monaten (Kriterium G4).

Erforderlich für die Diagnose einer **Alzheimerkrankheit** zusätzlich (Kriterium G1)
– kein Hinweis auf eine andere Ursache der Demenz (z.B. zerebrovaskuläre Erkrankung, HIV-Krankheit, Normaldruck-Hydrozephalus, Parkinson- oder Huntington-Krankheit), eine Systemerkrankung (z.B. Hypothyreose, Vitamin B12- oder Folsäuremangel, Hyperkalzämie) oder auf einen Alkohol- oder Substanzmißbrauch (Kriterium G2).

Erforderlich für die Diagnose einer **Vaskuläre Demenz** zusätzlich (Kriterium G1)
– Ungleiche Verteilung der Defizite höherer kognitiver Funktionen (Kriterium G2)
– Nachweis einer fokalen Hirnschädigung (Kriterium G3)
– Anamnestischer Hinweis auf zerebrovaskuläre Krankheit durch z.B. Insultanamnese, Nachweis einer zerebralen Infarzierung (Kriterium G4).

Leitlinie 3: Differentialdiagnostik

– Frühform
– Intelligenzminderung
– Delir
– Depression
– Andere Demenzursachen (z.B. HIV-Krankheit, Normaldruck-Hydrozephalus, Parkinson- oder Huntington-Krankheit)
– Systemerkrankungen (z.B. Hypothyreose, Vitamin B12- oder Folsäuremangel, Hyperkalzämie)
– Alkohol- oder Substanzmißbrauch.

Leitlinie 4: Zusatzuntersuchungen

Obligat
- Psychometrische Testung
- Labor: Blutbild, Differentialblutbild, Blutsenkung, Natrium, Kalium, Kalzium, Chlorid, Magnesium, GOT, GPT, gGT, AP, Bilirubin, Kreatinin, Harnstoff-N, Glukose, Schilddrüsenparameter (minimal TSH), Vitamin B12, Folsäure
- Craniale Computertomographie (CT)
- Elektrokardiogramm (EKG)
- Elektroenzephalographie (EEG).

Fakultativ
- Labor: Luesserologie, Borrelien, Harnsäure, Lipide, Urinstatus, HIV-Test, Untersuchung auf toxische Substanzen (Blei, Kupfer, Quecksilber, Benzol, Toluol, u. a.), Drogenscreening (z. B. Benzodiazepine)
- Liquordiagnostik
- Doppler- und Duplexsonographie der hinzuführenden Gefäße
- Craniale Magnetresonanztomographie (MRT)
- Single-Photon-Emissions-Tomographie (SPECT)
- Positronen-Emissions-Tomographie (PET).

Leitlinie 5: Allgemeine Therapieprinzipien

- Behandlungsziele: anfangs aufgrund eingeschränkter Behandlungsmöglichkeiten lediglich leichte Besserung, im Verlauf kognitive und nichtkognitive Fähigkeiten möglichst lange erhalten
- Spezielle Probleme: schon früh eingeschränkte Krankheitseinsicht. Einschränkung der kognitiven Fähigkeiten erfordert schon früh eine Regelung der Rechtsvertretung in Behandlungs- und sonstigen Fragen. Non-Compliance. Fremd- oder Eigengefährdung. Aus ethischer Sicht: Behandlungsumfang bei schwerster Demenz

- Schweregradspezifische Behandlung
- Gesamtbehandlungsplan
- Vernetzung der Versorgung durch Pflegenden und Behandlungsinstitutionen
- Therapeutische Kontinuität.

Leitlinie 6: Krankheitsschweregrad und Behandlungsziele

Schweregrad	Behandlungsziele
1	Keine Behandlung erforderlich
2	Erhalten der Fähigkeiten
3	Leichte Besserung, Verlaufsprotrahierung
4	Verlaufsprotrahierung
5	Verlaufsprotrahierung, Vorbeugung gegen Begleiterkrankungen
6	Somatische Stabilisierung, Ermöglichen der Pflege
7	Erhalten der Pflegefähigkeit, Sterbebegleitung

Leitlinie 7: Krankheitsschweregrad und Behandlungsinstitutionen

Schweregrad	Ambulante Hilfen	Institutionelle Versorgung
1	Bei anderen Erkrankungen gegebenenfalls erforderlich	Bei anderen Erkrankungen gegebenenfalls erforderlich
2	Wie 1	Wie 1
3	Die meisten Pflegenotwendigkeiten können in der Familie geregelt werden. Unterstützung durch Physiotherapie und gegebenenfalls Essen auf Rädern etc. Selbsthilfegruppe für Angehörige	Wie 1. Gegebenenfalls Anbindung an eine Tagesstätte mit aktivierenden und physio- und ergotherapeutischen Übungen
4	Ambulante Dienste (z. B. Pflege, Physiotherapie und Essen auf Rädern) meist erforderlich. Häufig Beaufsichtigung und Hilfe erforderlich. Angehörigenunterstützung.	Tagespflege, Tagesklinik oder Altentagestätte meist erforderlich. Fortführung Physio- und Ergotherapie sowie aktivierender Übungen
5	4 ständig erforderlich	Wie 4. Häufig läßt sich eine Heimeinweisung nicht mehr umgehen. Häufige Klinikaufenthalte durch Komorbidität
6	Rund-um-die-Uhr Betreuung durch ambulante Fachpflege und Angehörige, soweit ambulante Versorgung so sicherzustellen	Heimpflege
7	Lediglich Einzelfälle können noch unter Zuhilfenahme von Fachpflege zuhause gepflegt werden	Alle Aktivitäten des Lebens müssen durch Pflegepersonal unterstützt werden

Leitlinie 8a: Schweregradabhängige Pharmakotherapie

Schweregrad	Psychopharmakologische Behandlung
1	Nicht erforderlich
2	Auf Wunsch des Patienten
3	Antidementiva, Teilnahme an Antidementivastudien Bei Bedarf Antidepressiva
4	Wie 3
5	3 fortführen. Antidepressiva und Antipsychotika bei nichtkognitiven und Verhaltensstörungen
6	Wie 5
7	Der Nutzen von Antidementiva ist nicht untersucht. Ggf. Antidepressiva und Antipsychotika

- Eine differentielle Indikation der Antidementiva ist derzeitig wissenschaftlich nicht gesichert
- Bei dem Einsatz von Psychopharmaka (Neuroleptika, Antidepressiva, Tranquilizer, Carbamazepin) sind neben substanzspezifischen Nebenwirkungen auch altersbedingte Veränderungen des Stoffwechsels und der Einnahmegewohnheiten zu berücksichtigen.

Leitlinie 8b: Nebenwirkungen der Antidementiva

Substanz	Wichtige unerwünschte Wirkungen
Chemisch definierte Wirkstoffe	
Codergocrin	Hyperaktivität, Schlafstörungen, Gastrointestinale Störungen, Übelkeit, Erbrechen, leichte Bradykardie, pektanginöse Beschwerden, unerwünschter Blutdruckabfall mit z. B. Schwindel und Kopfdruck, Gefühl der verstopften Nase
Donepezil	Durchfall, Muskelkrämpfe, Müdigkeit, Übelkeit, Erbrechen, Schlaflosigkeit, Schmerzen, Kopfschmerzen, Unfälle, Erkältungen, Magen-Darm-Beschwerden, Schwindel, Ohnmacht, Bradykardie, sinoatrialer und atrioventrikulärer Block, Krampfanfälle, Leberdysfunktion einschließlich Hepatitis, Magen und Duodenalulcera, gastrointestinale Blutungen, Appetitlosigkeit, leichte Erhöhung der Muskel-Kreatin-Kinase, Halluzinationen, Erregungszustände, aggressives Verhalten
Ginkgo biloba Egb761	leichte Magen-Darm-Beschwerden, Kopfschmerzen, allergische Hautreaktionen
Nicergolin	Blutdruckabfall (evtl. mit Schwindel), Hautrötungen, Hitzegefühl, Müdigkeit, Schlaflosigkeit, Kopfdruck, Magenbeschwerden
Piracetam	Sexuelle Stimulation, Libidozunahme, gesteigerte psychomotorische Aktivität, Schlafstörungen, Schlaflosigkeit, Nervosität, Aggressivität, depressive Verstimmtheit, Angst, gastrointestinale Beschwerden, Gewichtszunahme, Schwindel, Blutdrucksenkung, -steigerung, Erniedrigung der Krampfschwelle, Somnolenz, allergische Reaktionen
Pyritinol	Ausschläge an Haut und Schleimhaut, Juckreiz, Lichen planus und blasenbildende pemphigusähnliche Hautreaktionen, Gelenkschmerzen, Schlafstörungen, Übelkeit, Erbrechen, Diarrhoe, erhöhte Erregbarkeit, Kopfschmerz, Schwindel, Müdigkeit, Störungen der Geschmacksempfindung, Durchfall, Appetitverlust, Leberfunktionsstörungen, Blutbildverschiebungen, Leukopenie, Haarausfall, Temperaturanstieg
Nimodipin	Flush, Wärmegefühl, Kopfschmerzen, Magen-Darm-Beschwerden, Blutdrucksenkung, Herzfrequenzzunahme, Schwindelgefühl, Schwächegefühl, periphere Ödeme, Schlaflosigkeit, gesteigerte motorische Unruhe, Erregung, Aggressivität, Schwitzen, Hyperkinesie, depressive Verstimmung, Thrombozytopenie
Rivastigmin	Asthenie, Anorexie, Schwindel, Übelkeit, Erbrechen, Somnolenz; weibliche Patienten empfindlicher in bezug auf Übelkeit, Erbrechen, Appetitlosigkeit, Gewichtsverlust; Bauchschmerzen, akzidenzielle Verletzungen, Agitiertheit, Verwirrtheit, Depression, Diarrhoe, Dyspepsie, Kopfschmerzen, Schlaflosigkeit, Infekte der oberen Atemwege und Harnwegsinfekte. Vermehrtes Schwitzen, Unwohlsein, Gewichtsverlust, Tremor, Angina pectoris, gastrointestinale Blutungen, Synkopen

Substanz	Wichtige unerwünschte Wirkungen
Tacrin	Lebertoxizität (in 50% der Fälle), Dyspesie, Bauchschmerzen, Übelkeit, Erbrechen, Diarrhoe, Schwindel, Anorexie, Myalgie, Erhöhung von AP, Bilirubin, Schwäche, Ataxie, Schlaflosigkeit oder Somnolenz, Pruritus, Urtikaria, vesiko-bulläres Erythem, Gewichtsabnahme, Bradykardie, Ikterus

Leitlinie 8c: Einsatz der Antidementiva und Therapieerfolgskontrolle

- Behandlung mit erstem Antidementivum mindestens 6 Monate
- Therapieerfolgskontrolle mit psychometrischen Tests (ADAS-kog, Bayer-ADL, MMST, NOSGER, SKT oder ZVT)
- Bei unbefriedigender Wirkung anderes Antidementivum
- Bei Erfolg Fortführen der Therape plus ggf. Gabe eines weiteren Antidementivums mit anderem Wirkmechanismus.

Leitlinie 9: Schweregradabhängige Psychosoziale Behandlung und Rehabilitation

Schweregrad	Psychosoziale Interventionen
1	Erhalten der Fähigkeiten mittels kognitiver und körperlicher Aktivierung
2	Wie 1. Bei Bedarf, Vorstellung zur individuellen Beratung in einer Gedächtnissprechstunde
3	Selbsthilfegruppe für Angehörige und Patienten, sonst wie 1. Teilnahme an Studien zur Effektivität psychosozialer Interventionen. Training zur Aktivierung. Coping-Skills-Training. Milieutherapie
4	Wie 3, zusätzlich Verhaltenstherapie zur Erhaltung noch vorhandener Fähigkeiten. Shaping, prompting, fading (Verhaltensformung, Hilfestellung, Ausblenden der Hilfestellung). Angehörigenunterstützung
5	Wie 4 plus chaining (Verhaltenskettung)
6	Wie 5. Ggf. Inkontinenzmanagement
7	Nur anfangs zeigen psychosoziale Therapien hier noch Wirkungen

C. Algorithmen der Behandlungsleitlinie Demenz

Algorithmus C1: Demenzdiagnostik nach ICD 10

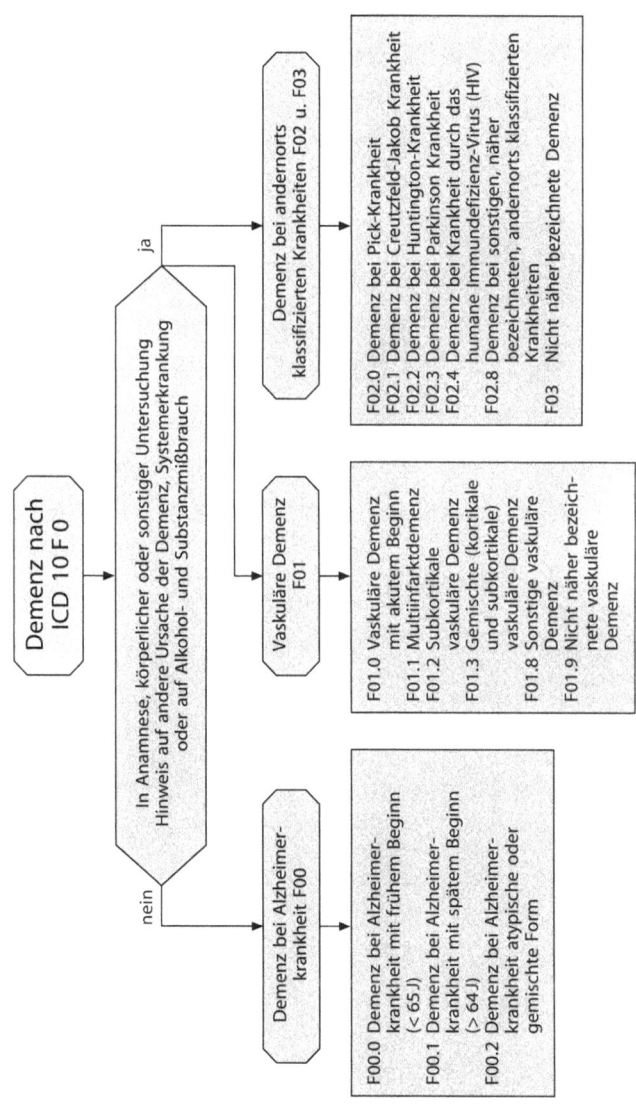

Algorithmus C2.1: Diagnostik der Demenz 1

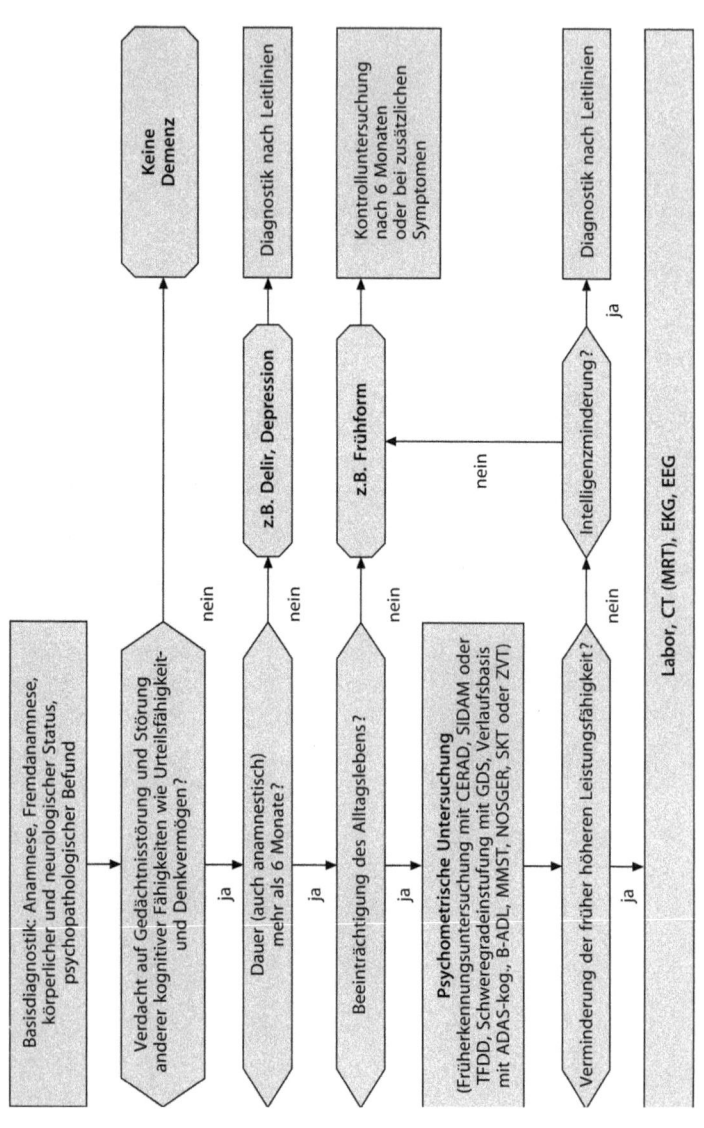

Algorithmus C 2.2: Diagnostik der Demenz 2

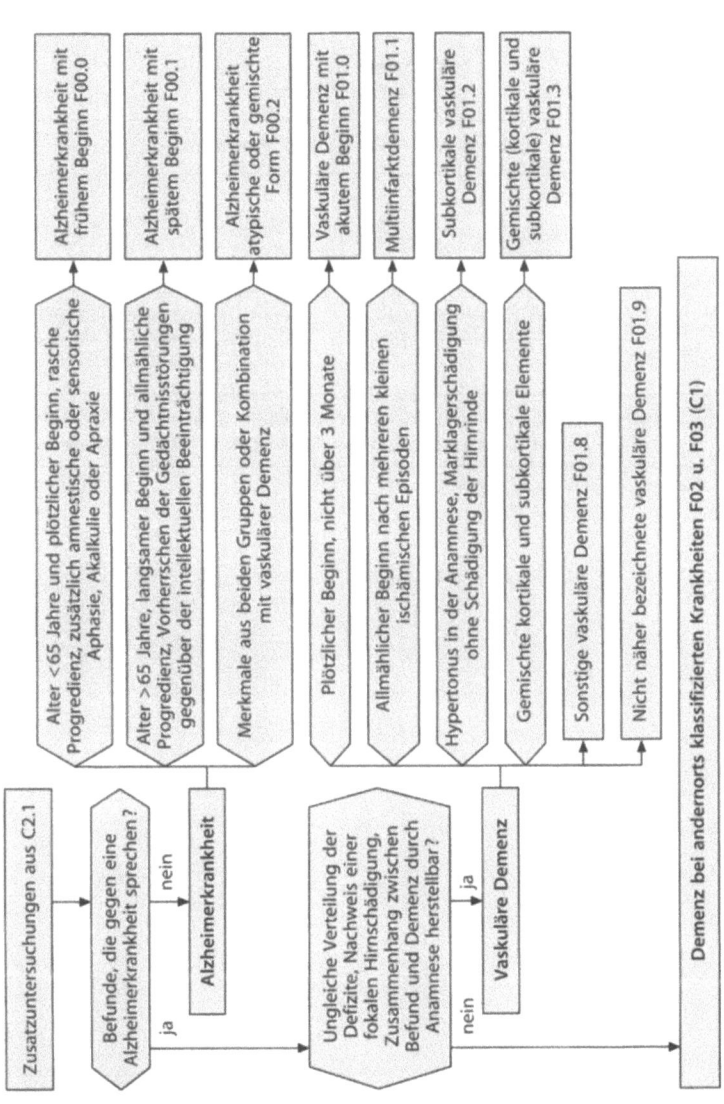

Algorithmus C 3.1: Medikamentöse Behandlung der Demenz mit Antidementiva

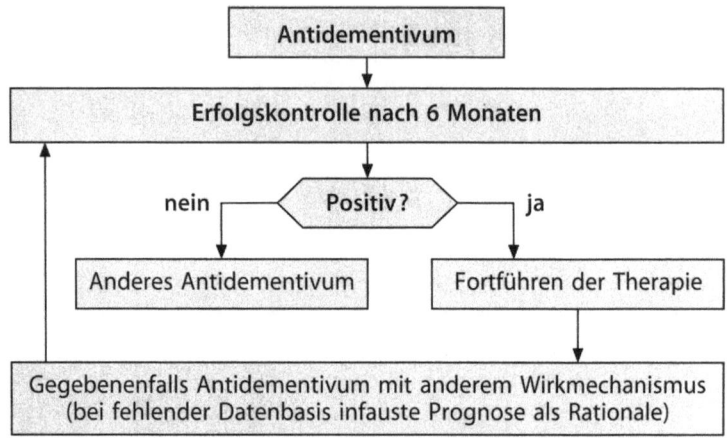

Algorithmus C 3.2: Behandlung der Demenz
Psychologisch fundierte Therapie

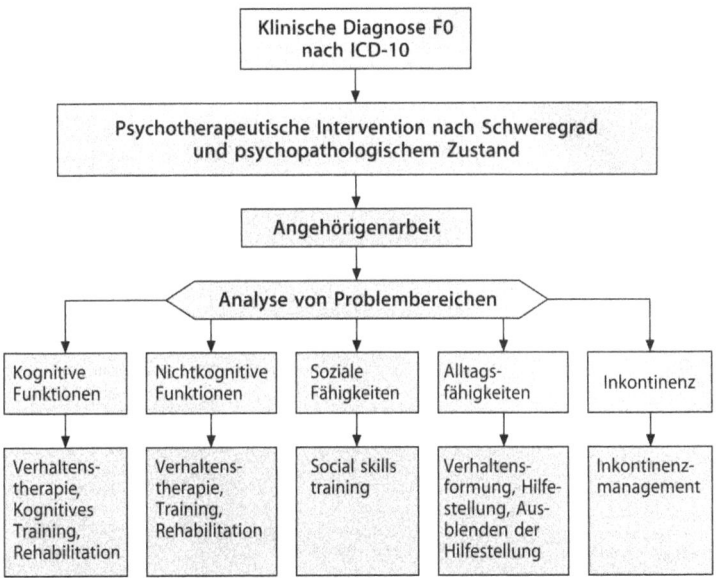

Algorithmus C 3.3: Behandlung der Demenz
Soziale und pflegerische Maßnahmen

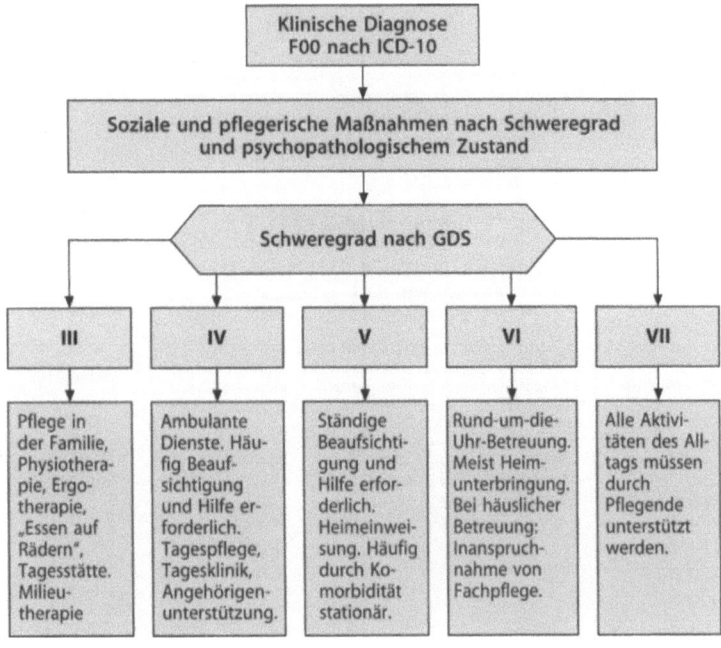

Literaturverzeichnis

1. Leitlinien zur Demenz

Alzheimer Forum Schweiz (1999) Diagnostik und Therapie der Alzheimer-Krankheit. Schweizerische Ärztezeitung 80:843-851

American Academy of Neurology (1994) Practice parameter for diagnosis and evaluation of dementia (summary statement): report of the quality standards subcommittee of the American Academy of Neurology. Neurology 44:2203-2206

Arbeitsgemeinschaft Wissenschaftlicher Medizinischer Fachgesellschaften (AWMF) (1995) Protokoll der AWMF-Konferenz „Leitlinien", 4. 10. 1995, Hamburg, Geschäftsstelle Moorenstr. 5, Geb. 15.12 (Heinrich-Heine-Universität), D-40225 Düsseldorf

Arzneimittelkommission der Deutschen Ärzteschaft (1997) Empfehlungen zur Therapie der Demenz. Arzneiverordnung in der Praxis, Sonderheft 4

Berufsverband der Allgemeinärzte Deutschlands - Hausärzteverband (1999) BDA Demenz Manual, 2. überarbeitete Auflage. Kybermed, Emsdetten

Corey-Bloom J, Thal LJ, Galasko D, Folstein M, Drachman D, Raskind M, Lanska DJ (1995) Diagnosis and evaluation of dementia. Neurology 45:211-218

Small GW, Rabins PV, Barry PP, Buckholtz NS, DeKosky ST, Ferris SH, Finkel SI, Gwyther LP, Khachaturian ZS, Lebowitz BD, McRae TD, Morris JC, Oakley F, Schneider LS, Streim JE, Sunderland T, Teri LA, Tune LE (1997) Diagnosis and treatment of Alzheimer disease and related disorders. Consensus statement of the American Association for Geriatric Psychiatry, the Alzheimer's Association, and the American Geriatrics Society. JAMA 278:1363-1371

2. Monographien zur Demenz

Hirsch RD (1997) Psychotherapie bei Demenzen. Steinkopff, Darmstadt
Maurer K, Ihl R, Frölich L (1993) Alzheimer. Springer, Heidelberg
Wächtler C (1997) Demenzen. Thieme, Stuttgart

3. Grundlagen

Förstl H (1997) Lehrbuch der Gerontopsychiatrie. Enke, Stuttgart

4. Diagnostik und Klassifikation

American Psychiatric Association: DSM-IV. Diagnostic and statistical manual of mental disorders. Fourth edition, American Psychiatric Association, Washington, 1994

Dilling, H, Mombour W, Schmidt MH: Internationale Klassifikation psychischer Störungen. ICD-10 Kapitel V (F) Klinisch diagnostische Leitlinien, Verlag Hans Huber, Bern Göttingen Toronto, 1991

Erkinjuntti T, Ostbye T, Steenhuis R, Hachinski V (1997) The effect of different diagnostic criteria on the prevalence of dementia. N Eng J Med 23:1667–1674

Hegerl U, Möller HJ (1997) Electroencephalography as a diagnostic instrument in Alzheimer's disease: reviews and perspectives. Int Psychogeriatr 9 Suppl 1:237–246; discussion 247–252

Kurz A, Haupt M, Romero B, Zimmer R, Lauter H, Einsiedel H (1991) Kognitive Störungen bei Depression oder beginnende Alzheimersche Krankheit? Ein Beitrag zur Differentialdiagnose. Z Gerontopsychiatr Gerontopsychiol 4:35–40

McKhann G, Drachman D, Folstein M, Katzman R, Price D, Stadlan EM (1984) Clinical diagnosis of Alzheimer's disease: report of the NINCDS-ADRDA Work Group under the auspices of Department of Health and Human Services Task Force on Alzheimer's Disease. Neurology 34:939–944

Roman GC, Tatemichi TK, Erkinjuntti T, Cummings JL, Masdeu JC, Garcia JH, Amaducci L, Orgogozo J-M, Brun A, Hofman A, Moody DM, O'Brien MD, Yamaguchi T, Grafman J, Drayer BP, Bennett DA, Fisher M, Ogata J, Kokmen E, Bermejo F, Wolf PA, Gorelick PB, Bick KL, Pajeau AK, Bell MA, DeCarli C, Culebras A, Korczyn AD, Bogousslavsky J, Hartmann A, Scheinberg P (1993) Vascular dementia: diagnostic criteria for research studies. Report of the NINDS-AIREN international workshop. Neurology 43:250–260

Small GW, Leiter F (1998) Neuroimaging for diagnosis of dementia. J Clin Psychiatry 59 Suppl 11:4–7

5. Psychometrische Tests

Erzigkeit H (1989a) The SKT-A short cognitive performance test as an instrument for the assessment of clinical efficacy of cognition enhancers. In: Bergener M, Reisberg B (eds) Diagnosis and treatment of Senile Dementia. Springer-Verlag, Berlin, Heidelberg, New York, pp 164–174

Erzigkeit H (1989b) SKT – Ein Kurztest zur Erfassung von Gedächtnis- und Aufmerksamkeitsstörungen – Manual. Beltz-Test, Weinheim

Erzigkeit H (1991) The development of the SKT project. In: Hindmarch I et al (eds) Dementia: molecules, methods, and measures. John Wiley, NY,

Folstein MF, Folstein SE, McHugh PR (1975) „Mini-mental-state." A practical method for grading the cognitive state of patients for the clinician. J Psychiatr Res 12:189–198

Hachinski VC, Iliff LD, Zilkha E, DuBulay GH, McAllister VL, Marshall J, Russell RWR, Symon L (1975) Cerebral blood flow in dementia. Arch Neurol 32:632–637

Ihl R, Frölich L (1991) Die Reisberg-Skalen GDS, BCRS, FAST. Beltz-Test, Weinheim

Ihl R, Weyer G (1993) Die Alzheimer's Disease Assessment Scale (ADAS). Beltz Test, Weinheim

Ihl R, Grass-Kapanke B (2000) Test zur Früherkennung der Demenz mit Depressionsabgrenzung – Manual. Libri, Hamburg

Keßler J, Markowitsch HJ, Denzler P (1990) Der Mini-Mental-Status-Test. Beltz, Weinheim

Lehfeld H, Reisberg B, Finkel S, Kanowski S, Wied V, Pittus J, Tsolaki M, Robert PH, Hulla F, Heininger K, Erzigkeit H (1997) Informant-rated activities-of-daily-living (ADL) assessments: results of a study of 141 items in the USA, Germany, Russia and Greece from the International ADL Scale Development Project. Alzheimer Dis Assoc Disord 11 Suppl 4:S39–44

Mohs RC, Rosen WG, Davis KL (1983) The Alzheimer's Disease Assessment Scale: An Instrument for Assessing Treatment Efficacy. Psychopharmacol Bull 19:448–450

Morris JC, Mohs RG, Rogers H, Fillenbaum G, Heyman A (1988) Consortium to establish a registry for Alzheimer's disease (GERAD) Psychopharmacol Bull 24:641–652

Oswald WD, Fleischmann UM (1986) Der Nürnberger Altersinventar (NAI). Erlangen, Psychologisches Institut der Universität

Reisberg B, Ferris SH (1988a) Brief Cognitive Rating Scale (BCRS). Psychopharmacol Bull 24:629–636

Reisberg B, Ferris SH, de Leon MJ, Crook T (1988b) Global Deterioration Scale (GDS). Psychopharmacol Bull 24:661–663

Reisberg B (1988c) Functional assessment staging (FAST). Psychopharmacol Bull 24:653–659

Rosen WG, Mohs RC, Davis KL (1984) A new rating scale for Alzheimer's disease. Am J Psychiatry 141:1356–1364

Spiegel R, Brunner C, Ermini-Fünfschilling D, Monsch A, Notter M, et al (1991) A new behavioral assessment scale for geriatric out- and in-patients: the NOSGER (Nurses' Observation Scale for Geriatric Patients). JAGS 22:107–113

Zaudig M, Mittelhammer J, Hiller W, Pauls A, Thora C, Morinigo A, Mombour W (1991) SIDAM – A structured interview for the diagnosis of dementia of the Alzheimer type, multi-infarct-dementia and dementias of other aetiology according to ICD-10 and DSM III-R. Psychological Med 21:225–236

6. Pharmakotherapie

6.1 Antidementiva

Burns A, Rossor M, Hecker J, Gauthier S, Petit H, Möller H-J, Rogers SL, Friedhoff LT, and the International Donepezil Study Group (1999) The effects of donepezil in Alzheimer's disease – results from a multinational trial. Dementia 10:181–244

Corey-Bloom J, Anand R, Veach J, for the ENA 713 B352 Study Group (1998) A randomized trial evaluating the efficacy and safety of ENA713 (rivastigmine tartrate), a new acetylcholinesteraseinhibitor, in patients with mild to moderately severe Alzheimer's disease. Int J Geriatr Psychopharmacol 1:55–65

Cummings JL (1997) Changes in neuropsychiatric symptoms as outcome measures in clinical trials with cholinergic therapies for Alzheimer disease. Alzheimer Dis Assoc Disord 11 Suppl 4:S1–9

Farlow M, Gracon SI, Hershey LA, Lewis KW, Sadowsky CH, Dolan-Ureno J (1992) A controlled trial of tacrine in Alzheimer's disease. JAMA 268: 2523–2529

Ihl R, Kretschmar C (1997) Zur Nootropikabewertung für die Praxis. Nervenarzt 68:853–861

Knapp MJ, Knopman DS, Solomon PR, Pendlebury WW, Davis CS, Gracon SI, for the Tacrine Study Group (1994) A 30 week randomized controlled trial of high-dose tacrine in patients with Alzheimer's disease. JAMA 271:985–991

Knopman D, Schneider L, Davis K, Talwalker S, Smith F, Hoover T, Gracon S and the tacrine study group (1996) Long-term tacrine (cognex) treatment: effects on nursing home placement and mortality. Neurology 47:168–177

Lebars PL, Katz MM, Berman N, Itil TM, Freedman AM, Schatzberg AF, for the North American EGb Study Group (1997) A placebo-controlled, double-blind, randomized trial of an extract of ginkgo biloba for dementia. JAMA 278:1327-1332

Marcusson J, Rother M, Kittner B, Rössner M, Smith RJ, Babic T, Folnegovic SV, Möller HJ, Labs KH, on behalf of the European Propentofylline Study Group (1997) A 12-month, randomized, placebo-controlled trial of propentofylline (HWA 285) in patients with dementia according to DSM III-R. Dement Geriatr Cogn Disorders 10:320-328

Möller HJ (1995) Dementia treatment: a German perspective on psychosocial aspects and therapeutic approaches. Int Psychogeriatr 7:459-470

Rogers SL, Friedhoff LT, and the Donepezil Study Group (1996) The efficacy and safety of donepezil in patients with Alzheimer's disease: results of a US multicentre, rondomized, double-blind, placebo-controlled trial. Dementia 7:293-303

Rogers SL, Farlow MR, Doody RS, Mohs R, Friedhoff LT, and the Donepezil Study Group (1998) A 24-week, double-blind, placebo-controlled trial of donepezil in patients with Alzheimer's disease. Neurology 50:136-145

Rösler M, Anand R, Cicin-Sain A, Gauthier S, Agid Y, Dal-Bianco P, Stähelin H, Hartman R, Gharabawi M, on behalf of the B303 Exelon Study Group (1999) Efficacy and safety of rivastigmine in patients with Alzheimer's disease: international randomised controlled trial. BMJ 318:633-640

6.2 Psychopharmaka

Class CA, Schneider L, Farlow MR (1997) Optimal management of behavioural disorders associated with dementia. Drugs Aging 10:95-106

Coccaro EF, Kramer E, Zemishlany Z, Thorne A, Rice CM 3d, Giordani B, Duvvi K, Patel BM, Torres J, Nora R, Neufeld R, Mohs RC, Davis KL (1990) Pharmacologic treatment of noncognitive behavioral disturbances in elderly demented patients. Am J Psychiatry 147:1640-1645

Finkel SI, Lyons JS, Anderson RL, Sherrell K, Davis J, Cohen-Mansfield J, Schwartz A, Gandy J, Schneider L (1995) A randomized, placebo-controlled trial of thioxanthene in agitated, demented nursing home patients. Int J Ger Psychiatr 10:129-136

Grad RM (1995) Benzodiazepines for insomnia in community-dwelling elderly: a review of benefit and risk J Fam Pract 41:473-481

Grossman F (1998) A review of anticonvulsants in treating agitated demented elderly patients. Pharmacotherapy 18:600-606

Gutzmann H, Kuhl KP, Kanowski S, Khan-Boluki J (1997) Measuring the efficacy of psychopharmacological treatment of psychomotoric restlessness in dementia: clinical evaluation of tiapride. Pharmacopsychiatry 30:6-11

Ihl R (1998) Anwendung von Neuroleptika in der Gerontopsychiatrie. In: Gaebel W, Klimke A (Hrsg) Springer Heidelberg, pp 80–89

Juncos JL (1999) Management of psychotic aspects of Parkinson's disease. J Clin Psychiatry 60 Suppl 8:42–53

Kahn N, Freeman A, Juncos JL, Manning D, Watts RL (1991) Clozapine is beneficial for psychosis in Parkinson's disease. Neurology 41:1699–700

Katsunuma H, Shimizu T, Ogawa K, Kubo H, Ishida H, Yoshihama A (1998) Treatment of insomnia by concomitant therapy with Zopiclone and Aniracetam in patients with cerebral infarction, cerebroatrophy, Alzheimer's disease and Parkinson's disease. Psychiatry Clin Neurosci 52:198–200

Nygaard HA, Bakke K, Brudvik E, Elgen K, Lien GK (1994) Dosing of neuroleptics in elderly demented patients with aggressive and agitated behaviour: a double-blind study with zuclopenthixol. Curr Med Res Opin 13:222–32

Nyth AL, Gottfries CG (1990) The clinical efficacy of citalopram in treatment of emotional disturbances in dementia disorders. A Nordic multicentre study. Br J Psychiatry 157:894–901

Schneider LS, Sobin PB (1992) Non-neuroleptic treatment of behavioral symptoms and agitation in Alzheimer's disease and other dementia. Psychopharmacol Bull 28:71–79

Shaw SH, Curson H, Coquelin JP (1992) A double-blind, comparative study of zolpidem and placebo in the treatment of insomnia in elderly psychiatric in-patients. J Int Med Res 20:150–161

Tariot PN, Erb R, Podgorski CA, Cox C, Patel S, Jakimovich L, Irvine C (1998) Efficacy and tolerability of carbamazepine for agitation and aggression in dementia. Am J Psychiatry 155:54–61

7. Psychosoziale Behandlung und Rehabilitation

7.1 Übersichten

Bruder J (1994) Gerontopsychiatrische Erkrankungen. In: Olbrich E, Sames E, Schramm K (eds) Kompendium der Gerontologie. Interdisziplinäres Handbuch für Forschung, Klinik und Praxis. Landberg Lech, Ecomed Vol 16:1–67

Carstensen LL (1988) The merging field of behavioral gerontology. Behav Therapy 19:259–281

Gutzmann H (1997) Therapeutische Ansätze bei Demenzen. In: Wächtler C (ed) Demenzen Stuttgart Thieme, pp 40–59

Sclan SG, Kanowski S (submitted) Alzheimer's disease: stage related interventions

7.2 Verhaltenstherapie

Bäckman L (1992) Memory training and memory improvement in Alzheimer's disease: rules and exceptions. Acta Neurol Scand Suppl:139
Ehrhardt T, Hampel H, Hegerl U, Möller HJ (1998) Verhaltenstherapeutisches Kompetenztraining – Eine spezifische Intervention bei beginnender Alzheimer Demenz. Z Gerontol Geriatr 31:112–119
Hofmann M, Hock C, Müller-Spahn F (1996) Computer-based cognitive training in Alzheimer's disease patients. Ann N Y Acad Sci 777:249–254
Koder DA (1998) Treatment of anxiety in the cognitively impaired elderly: can cognitive-behavior therapy help? Int Psychogeriatr 10:173–182
Matteson MA, Linton AD, Cleary BL, Barnes SJ, Lichtenstein MJ (1997) Management of problematic behavioral symptoms associated with dementia: a cognitive developmental approach. Aging (Milano) 9:342–355
Meier D, Ermini-Fünfschilling D, Monsch AU, Stähelin HB (1996) Kognitives Kompetenztraining mit Patienten im Anfangsstadium einer Demenz. Zeitschrift für Gerontopsychologie und -psychiatrie 9:207–217
Sunderland T (1998) Alzheimer's disease. Cholinergic therapy and beyond. Am J Geriatr Psychiatry 6 Suppl 1:S56–63
Teri L (1994) Behavioral treatment of depression in patients with dementia. Alzheimer Dis Assoc Disord 8 Suppl:366–374
Teri L., Gallagher-Thompson J (1991) Cognitive-behavioural interventions for treatment of depression in Alzheimer's patients. Gerontologist 31:413–415

7.3 Angehörigentraining

Brodaty H, Gresham M (1989) Effect of a training programme to reduce stress in carers of patients with dementia. BMJ 299:1375–1379
Ferris S, Mittelman M (1996) Behavioral treatment of Alzheimer's disease. Int Psychogeriatrics 8 Suppl 1:878–890
Green JG, Linsk NL, Pinkston EM (1986) Modification of verbal behavior of the mentally impaired elderly by their spouses. J Appl Behav Analysis 19:329–336
Hinchcliffe AC, Hyman IL, Blizard B, Livingston G (1995) Behavioural complications of dementia – can they be treated? Int J Ger Psychiatr 10:839–847
Quayhagen MP, Quayhagen M, Corbeil RR, Roth PA, Rodgers JA (1995) A dyadic remediation program for care recipients with dementia. Nurs Res 44:153–159
Wilz G, Gunzelmann T, Adler C, Brähler E (1998) Gruppenprogramm für pflegende Angehörige von Demenzkranken: Zeitschrift für Gerontopsychologie und -psychiatrie 11:97–106

7.4 Interventionen

Baines S, Saxby P, Ehlert K (1987) Reality orientation and reminiscence therapy. Brit J Psychiatr 151:222–231

Beck C, Heacock P, Mercer S, Thatcher R, Sprakman C (1988) The impact of cognitive skills remediation training on persons with Alzheimers disease or mixed dementia. J Geriat Psychiatr 21:73–88

Beck CK (1998) Psychosocial and behavioral interventions for Alzheimer's disease patients and their families. Am J Geriatr Psychiatry. Springer 6(2 Suppl 1):S41–48

Bienstein C, Fröhlich A (1995) Basale Stimulation in der Pflege. Verlag Selbstbestimmtes Leben, Düsseldorf

Brontons M, Pickett-Cooper PK (1996) The effect of music therapy intervention on agitation behaviors of Alzheimer's disease patients. J Music Treap 33:2–18

Dietch JT, Hewett LJ, Jones S (1989) Adverse effects of reality orientation. J Am Geriatr Soc 37:974–976

Dunker D (1994) Kunsttherapie bei Demenzkranken. In: Hirsch RD (ed) Psychotherapie bei Demenzen. Steinkopff, Darmstadt, pp 167–171

Head DM, Portnoy S, Woods RT (1990) The impact of reminiscence groups in two different settings. Int J Geriat Psychiatr 5:295–302

Holden UP, Woods RT (1982) Reality orientation. Psychological approaches to the „confused elderly". Edinburgh Churchill Livingstone

Langland RM, Paniucci CL (1982) Effect of touch on communication with elderly confused clients. J Gerontol Nursing 8:151–155

Lohmann R, Heuft G (1995) Life Review: Förderung der Entwicklungspotentiale im Alter. Z Gerontol Geriat 28:236–241

Lawton MP (1981) Sensory deprivation and the effect of the environment on mangement of the patient with senile dementia. In: Miller NE, Cohen GD (eds) Clinical aspects of Alzheimer's disease and senile dementia. Raven Press, New York, pp 227–251

Morton I, Bleathman C (1991) The effectiveness of validation therapy in dementia – a pilot study. Int J Geriat Psychiatry 6:327–330

Müller-Schwarz A (1994) Musiktherapie mit Demenzkranken. In: Hirsch RD (ed) Psychotherapie bei Demenzen. Steinkopff, Darmstadt, pp 159–166

Romero B, Eder G (1992) Selbst-Erhaltungs-Therapie (SET): Konzept einer neuropsychologischen Therapie bei Alzheimer-Kranken. Z Gerontopsychiatr Gerontopsychiol 5:67–82

Woodrow P (1998) Interventions for confusion and dementia. 2: Reality orientation. Br J Nurs 7:1018–1020

Zanetti O, Frisoni GB, De Leo D, Dello Buono M, Bianchetti A, Trabucchi M (1995) Reality orientation therapy in Alzheimer disease: useful or not? A controlled study. Alzheimer Dis Assoc Disord 9:132–138

7.5 Rehabilitation

Beck C (1996) Interventions, outcomes, and efficacy in Alzheimer's disease behavioral research. Int Psychogeriatr 8 Suppl 1:63-66

Ory MG, Hoffman RR 3rd, Yee JL, Tennstedt S, Schulz R (1999) Prevalence and impact of caregiving: a detailed comparison between dementia and nondementia caregivers. Gerontologist 39:177-785

Schnelle JF, Cruise PA, Rahman A, Ouslander JG (1998) Developing rehabilitative behavioral interventions for long-term care: technology transfer, acceptance, and maintenance issues. J Am Geriatr Soc 46:771-777

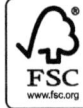

MIX
Papier aus verantwortungsvollen Quellen
Paper from responsible sources
FSC® C105338

If you have any concerns about our products,
you can contact us on
ProductSafety@springernature.com

In case Publisher is established outside the EU,
the EU authorized representative is:
**Springer Nature Customer Service Center GmbH
Europaplatz 3, 69115 Heidelberg, Germany**

Printed by Libri Plureos GmbH
in Hamburg, Germany